U0692633

社区卫生服务健康教育系列丛书

儿童保健小手册

主　编　　陈晓音

副主编　　程丽娜

主　审　　徐　韦　陈秉初

浙江大学出版社

《社区卫生服务健康教育丛书》编委会

总序

　　杭州市下城区是我省开展社区卫生服务比较早,取得社会成就比较显著的社区之一。2004 年获得了浙江省社区卫生服务示范区的光荣称号。取得成绩的原因,首先归结于下城区政府对于社区卫生服务的积极领导和务实工作。在创建"全国社区卫生服务示范区"的工作中,下城区政府及有关职能部门又认真对照创建工作的要求,不断加大创建力度,推出社区卫生服务新举措。其中以下城区区委书记为顾问,下城区卫生局和科技局组织编写的《社区卫生服务健康教育系列丛书》的出版,就是面向社区群众,普及社区卫生服务相关医学卫生知识,推进社区卫生服务健康教育的一大举措。

　　"丛书"共有十个分册,围绕社区卫生服务的六大功能,编写了约 1500 个健康问题,近百万字,既有反映国内疾病医疗和保健方面的新知识,也有基层疾病控制方面的成功经验,内容非常丰富。"丛书"为社区卫生服务人员和广大群众提供了查找医疗卫生保健知识的方便。"丛书"的编写得到地方政府的极大关注和相关职能部门的支持,由有关专家和社区卫生服务第一线的医护卫生人员共同完成编写是其一大特色。全套丛书完稿后又请省内专家作了最后审定。

"丛书"的出版对下城区创建"全国社区卫生服务示范区",提高社区卫生服务健康教育水平有着非常积极的意义。期待着下城区卫生系统的领导和广大医务卫生工作人员,在区政府的积极领导下,在创建和深化"全国社区卫生服务示范区"的工作中不断总结经验,取得新的、更大的成绩。

李云娟

2005 年 6 月 28 日

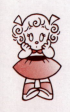

序

　　在深入开展保持共产党员先进性教育活动中,欣闻《社区卫生服务健康教育系列丛书》一套十册,经过编著者的辛勤劳动,今已正式出版,谨在此表示热烈的祝贺!

　　党的十六大明确了全面建设小康社会的奋斗目标和提高全民族的思想道德素质、科学文化素质和身体健康素质的要求。杭州市下城区在保持经济快速增长的同时, 在建立适应新形势要求的卫生服务体系和医疗保健体系、提高城乡居民的医疗保健水平方面做了一些工作,并得到了中央和省、市领导的肯定与鼓励。2004 年底获得了 "浙江省社区卫生服务示范区"的光荣称号。在创建"全国社区卫生服务示范区"的工作中,我们也看到,社区群众的科学文化素质还有待提高,自我保健意识亟须加强,社区卫生服务"六位一体"的功能发挥还不够充分,社区的健康教育和健康促进工作还任重道远。积极深化和完善社区卫生服务是我们为民谋利、为民服务的实事之一。《社区卫生服务健康教育系列丛书》的出版非常及时,将有利于提高人民群众整体的健康水平,并为争创"全国社区卫生服务示范区"添砖加瓦。

萧卫军

2005 年 6 月 15 日

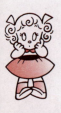

E R T O N G   B A O J I A N   X I A O S H O U C E

序

　　人的健康素质的提高与道德素质、文化素质的提高同样重要，维护健康既是经济发展的主要目的，也是促进经济发展的可靠保障。千百年来，人们一直在为促进健康、延年益寿而努力，同危害健康的各种因素作斗争。近年来，更有人提出了"奔小康，要健康"的口号。我们欣喜地看到，在党和政府的领导下，城市社区卫生服务在预防、保健、医疗、康复、计划生育技术指导和健康教育工作等六个方面都有了长足的进步，群众的健康素质正不断提高。

　　但是，我们也应清醒地看到，人们对健康和疾病的认识还存在一些误区或者盲区，部分居民群众当中还不同程度地存在一些不正确的认识和不健康的行为。这就需要我们加强宣传教育，进一步提高广大群众的健康意识和健康知识水平。健康教育正是达到这一目标的有效方法和手段。健康教育是"通过信息传播和行为干预，帮助群众掌握卫生保健知识，树立健康观念，自愿采纳有利于健康行为和生活方式的教育活动与过程。其目的是消除或减轻影响健康的因素,预防疾病,促进健康和提高生活质量"。健康教育任重而道远。为此,我们组织有关专家和服务于社区卫生第一线的医务人员、健康教育人员和卫生行政管理干部,选择了传染病预防、妇女保健、儿童保健、老年保健、慢性病保健、家庭护理、营养、心理、康复与健身和应急救护等十个专题,以问答形式编写了这套《社区卫生服务健康教育系列丛书》,供社区居民、社区工作者、辖区单位工作人员和外来务工人员了解医学保健知识之用,也可作为社区卫生服务人员健康教育的参考资料。

由于编者的学识水平不一,以及健康教育的经验不足,不当之处在所难免,离群众的需求也会有一定距离,欢迎读者和有关专家批评指正。

杭州市下城区科技局为本书的出版提供了经费资助,谨在此表示感谢。让我们在政府各有关部门和社会各界的重视与支持下,以人为本,为进一步营造社区健康环境、提高居民健康素质而共同努力。

傅家谦

2005 年 6 月

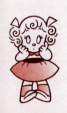

前　言

　　儿童是祖国的未来和希望，儿童的保健日益成为社会普遍关心的重要议题。儿童的生长过程有着一定的发展规律，作为儿童保健工作者，有义务将儿童的生长发育规律、科学育儿以及儿童常见疾病防治等知识，用通俗易懂的文字向社会、社区群众和家长宣传，以使儿童健康成长，提高儿童生命质量，降低发病率。

　　本书以一问一答形式写作，内容共分七个部分：儿童保健篇、生长发育篇、营养与喂养篇、早期教育篇、预防接种篇、疾病防治篇、意外事故防治篇等。目的是向每个家庭普及有关儿童保健的基本知识，疾病的防治与护理。

　　通过我们的努力，真诚地希望本书能给广大的家长们在育儿方面带来一定的启迪和帮助，以保障儿童的正常生长发育，使祖国的花朵更加健康茁壮地成长。

编　者

2005年 6 月

目录

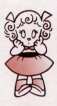

目录

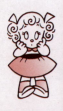

目录

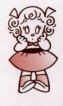

第一部分　儿童保健篇

1.儿童保健工作的意义是什么

儿童是祖国的未来,民族的希望。早在 1941 年,毛泽东同志就提出"好生保育儿童"。2001 年 6 月,我国又公布了《中华人民共和国母婴保健法实施方法》,提出"大力推行优生优育,加强妇幼保健"的号召。

因此,做好儿童保健工作,关系到千家万户的幸福和计划生育基本国策的贯彻落实,关系到全中华民族素质的提高。

2.儿童保健工作的目的是什么

儿童保健工作的目的是根据儿童生长发育的特点,开展儿童保健和医疗工作,减少儿童发病率,降低儿童死亡率,保证和促进儿童身心健康发育,增强儿童健康素质,提高儿童健康水平。

3.儿童保健工作的特点有哪些

（1）群众性：儿童保健的服务对象是 14 岁以下儿童，重点是 7 岁以下儿童，人数众多，居住分散，服务周期长，又是易感人群。所以，应获得广大群众和社会各界的充分理解和大力支持及合作。必须普及科学育儿知识，大力提倡母乳喂养，提高家长实行家庭自我保健能力，做到有病早治、无病早防。

（2）社会性：儿童保健的实施与社会经济、人民生活水平、科学、文化教育、政治法令等有密切的关系，需要社会各有关部门协作，才能取得较好的效果。

（3）长期性：儿童保健工作的效果，往往在短期内不易显示出来，如婴儿死亡率的降低需要经过多年的努力工作才能实现。

（4）多学科性：儿童保健工作面广，涉及妇产科、优生遗传学、营养学、心理学、教育学和社会医学等多学科，只有各学科之间互相渗透、共同提高，才能拓宽和深入做好儿童保健工作。

4.儿童保健工作的主要内容是什么

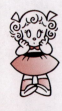

（1）新生儿访视。

（2）定期健康检查和生长发育监测。

（3）科学合理喂养指导。

(4)高危新生儿和体弱儿的管理。

(5)早期教育。

(6)体格锻炼。

(7)小儿常见病防治。

(8)小儿传染病防治。

(9)预防接种。

5.宝宝为什么要定期到儿保门诊体检

　　儿童是最脆弱和最易受伤害的人群，他们在生长发育过程中，变化多而快，各年龄段有不同的特点，年龄越小身体发育越不完善，越易受到内外环境不利因素的侵扰。为充分促进小儿生长发育，防止疾病的发生，必须定期带孩子到儿童保健门诊接受健康检查。通过检查可达到：①了解体格和神经精神发育状况；设法消除在喂养、护理、教养过程中不利于小儿生长发育的环境因素。②检查有无营养性疾病，出生缺陷和遗传性疾病，进行早期干预和治疗。③了解并督促按免疫程序进行预防接种。④对家长进行优育、优教的宣传和指导。因此，定期健康检查对保护儿童健康，预防疾病，监测儿童的生长发育和营养状况有很重要的意义。

　　定期儿保门诊检查的时间是：42天、4个月、6个月、9个月、12个月、18个月、24个月、30个月、36个月。依据幼儿三年检查情况，发放《0~3岁儿童健康小结卡》，作为儿童入幼儿园的必备资料。

6.宝宝应到哪里进行体检、打预防针

年轻夫妻在婚后不久,迎来了爱情的结晶,一个新生命的诞生——可爱的宝宝,是一件很高兴的事。但在高兴的同时,不要忘了给宝宝定期体检、打预防针。

家长应在宝宝出院后第 2 天将手中的《孕产妇保健册》送到休养院(地)所在街道医院妇产科。家访医生则会在收卡后 3 日之内上门对产妇和新生儿进行访视和体检。在宝宝 28 天左右又会访视一次。宝宝满 42 天时则应带他(她)到户口所在地区妇幼保健院去做一次全面的体格检查,建一本《儿童健康检查记录表》。满 4 个月时凭《儿童健康检查记录表》、《妇幼健康手册》、《杭州市儿童保健系统管理卡》到其户口所在地街道医院儿保科进行定期健康体检。

宝宝满 2 个月时则应带其到户口所在地街道医院防疫科建一本《预防接种证》,以后则应按免疫程序进行预防接种。宝宝满 3 个月、3 周岁时则应带其到市结核病防治院进行卡介苗复查。

外地户口孩子也可在住所附近街道医院进行定期健康检查,预防接种。

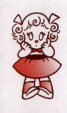

7.围生期保健的重点是什么

自妊娠第 28 周至出生后 7 天为围生期。围生期的保健重点是：

（1）孕期保健。筛选高危孕妇并进行专案管理，及时纠正高危因素。预防早产，严格控制过期产，防止胎位异常，宣传临产知识。

（2）产时保健。高危孕妇应提早住院，加强分娩监护和胎儿监护。防滞产、防感染、防产伤、防出血、防胎儿窒息。

（3）儿科、产科应密切合作，坚持对胎儿定期监测，预防并及时抢救围产期缺氧、窒息、低体温、低血糖、低血钙和颅内出血等，以降低其死亡率。

8.新生儿期保健的重点是什么

从出生至满 28 天，为新生儿期。新生儿期保健的重点为：

（1）新生儿护理：①要特别注意保暖，室温应保持在 22~24℃，湿度以 55% 为宜。过低易引起新生儿体温不升，过高易引起发热。因此，要随着气温高低调节室内温度及适宜的衣被。②保持皮肤清洁，勤洗澡、常换洗内衣，皮肤褶皱处洗后用布轻轻擦干，撒上少许滑石粉。尿布要软,吸水性强,勤洗勤换,用温开水洗臀部,防止出现尿布症。③脐带护理:脐带未脱落前要保持纱布干燥,如沾湿,应以消毒纱布更换。脐窝潮湿或有浆液性分泌物时,每天用75%酒精消毒,再涂以5%聚维酮碘,每日2次。盖上消毒干纱布。

(2)喂养指导:应提倡纯母乳喂养,生后半小时即可让新生儿吸吮母亲乳头,以促进母乳分泌,提高母乳喂养率。并要求母婴同室,按需哺乳。

(3)预防感染:保持室内空气新鲜、清洁。保持皮肤清洁,加强脐带护理。新生儿用具要专用,定期消毒。母亲患感冒时要戴口罩。要为新生儿及时接种卡介苗、乙肝疫苗。

(4)筛查先天性代谢缺陷病:如苯丙酮尿症(PKU)、先天性甲状腺功能减低症(CH),可早期筛查、早期确诊并及时治疗,以预防症状出现及严重后果的发生。

9.婴儿期保健的重点是什么

出生至不满1周岁为婴儿期。此期保健重点是:

(1)合理喂养。4~6个月以内的婴儿,应以母乳喂养为主,4~6个月以后可逐步添加辅食,可在两次喂奶之间给予蛋黄、米粉、鱼泥、果泥、肝泥的喂养,由少到多,由一种到多种,逐步添加。并注意观察婴儿的粪便以了解婴儿的肠胃对该食品是否适应。应自幼培养良好的饮食习惯,

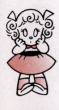

不挑食、不偏食。

（2）定期健康检查,加强体格锻炼。婴儿出生后一年内定期健康检查(42天、4个月、6个月、9个月、12个月)共5次,可及时发现并纠正生长发育不良现象。坚持户外活动1~2小时,接受新鲜空气和阳光,以增强体质,提高对外界环境的适应能力。

（3）促进感知觉发展。通过父母的动作与语言交流,利用带声、色的玩具等,促进感觉(视觉、听觉等)的发育和功能完善,促进言语思维能、认识理解能、动作能等功能的发育。加强进食、睡眠、排便及卫生习惯的培养。

（4）预防接种。为1周岁以内婴儿完成预防接种的基础免疫,是预防各种传染病的有效手段。

（5）预防常见病。婴儿期最常见的疾病是呼吸道感染、腹泻、贫血、佝偻病等。这些疾病严重地威胁婴儿健康,必须积极预防。应加强被动操训练,多做户外活动,保持室内空气新鲜。及时添加辅食,注意饮食卫生。

10.幼儿期保健的重点是什么

1周岁至不满3周岁为幼儿期。此期保健重点为:

（1）合理营养和膳食安排。食物要易消化,品种要多样化。防止偏食、挑食的坏习惯,既要防止孩子营养缺乏,又要防止营养过剩。膳食以每日4次进餐较好。一般1日热能的分配大致是:早餐25%,午餐35%,午点10%,晚餐30%。

第一部分 儿童保健篇

（2）培养良好的生活习惯。大人应以身作则，如仪表整洁、态度和蔼、说话声低、动作轻柔等。对行为异常的孩子应以耐心、关怀、爱护、鼓励的态度进行教育，不能责骂及体罚，更不能在精神上施加压力。

（3）预防接种。应按计划免疫程序完成各种疫苗、菌苗的复种。

（4）促进动作和语言的发育。幼儿期是小儿运动、语言发育最快的时期，也是关键时期。当小儿学习拿玩具和使用物品的各种动作时，要正确引导，不要急于求成，要尽量避免消极制止。当小儿学说话时常常用词不当，发音不准，家长应正面示范予以纠正，不能因小儿年龄小就听之任之。而当小儿问"为什么"、"怎么了"时，家长要认真、正确地回答小儿的问题，要爱护小儿的好奇心、求知欲。

（5）定期体检，防治疾病。应每3~6个月进行一次健康检查，利用小儿生长发育监测图，系统观察体重及营养状况，加强视、听觉的筛查，预防龋齿。积极防治呼吸道、消化道疾病。

（6）预防意外事故。幼儿期的小儿具有好奇、好动的特点，但又缺乏生活经验，易发生各种意外事故，要积极采取保护性措施。不要让他们单独活动，应有大人陪护。热水瓶、剪刀等要放在儿童拿不到的地方，电源要装在儿童摸不到的地方。窗户要安装栏栅。药品要放在橱柜中，并锁好。不搞不适当的玩耍和逗乐。

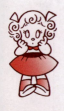

11.学龄前期保健的重点是什么

3周岁至7周岁为学龄前期,此期保健重点为:

(1)合理安排膳食。食物要多样化,强调营养均衡,吃饭定时定量,养成不暴饮暴食、不偏食、不挑食、不边吃边玩、不多吃零食的良好饮食习惯。

(2)定期健康检查。每半年到1年检查一次,进行听力、视力、龋齿、贫血筛查,发现问题及时治疗。

(3)学前教育。学前教育对孩子今后的发展有极其重要的作用,心理、智能、语言、情绪和性格的发展,都是在学龄前期打下基础的,对学龄前儿童可通过讲故事、参观等方式,进行德育教育。通过各种游戏、表演、玩橡皮泥、绘画等进行智育教育。通过三浴(日光浴、空气浴、水浴)锻炼、广播操、健美操、保健操等培养儿童灵活、机智、勇敢的素质,进行体育教育。通过绘画、欣赏音乐歌舞、郊游、欣赏自然风光等,陶冶性情,进行美育教育。通过日常生活,锻炼孩子的独立生活能力。学前教育必须从小儿生理、心理出发,量力而行,顺其自然,不可操之过急。

(4)积极预防各种疾病和意外事故的发生,如车祸、溺水、电击等,要加强这方面的宣传教育。如遵守交通规则,不要在马路上玩耍,不玩弄电器和电器开关,不要单独到河边或池塘边玩。

ERTONG BAOJIAN XIAOSHOUCE

12.体弱儿管理有哪些要求

在儿保门诊定期健康检查过程中，如发现孩子有体重低下、生长缓慢、消瘦、营养不良、中度贫血、佝偻病、肥胖、先天性心脏病等现象，均属于体弱儿范围。此时，儿保医生会为你的宝宝建立体弱儿专项档案，并转上级医院进一步检查确诊，查明病因，进行有针对性的指导干预。并要求家长每月定期复查，观察干预效果，直到孩子各项生长发育指标恢复正常。也可继续转入常规健康门诊检查。对于不能愈合的先天性心脏病，可择期进行手术治疗。

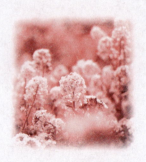

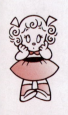

第二部分 生长发育篇

13.小儿生长发育有哪些特点

小儿体格生长发育有一定的规律性。年龄越小,体格增长越快。生后最初6个月生长最快,尤其是头3个月;后6个月起逐渐减慢,此后又稳步增长;至青春期增长迅速,以后逐渐停止。

小儿体格生长还有头尾规律。出生时头大身体小,肢体短,头围大于胸围,上半身比下半身长。以后四肢的增长速度快于躯干,渐渐头小躯干粗,四肢长。至1岁时头围与胸围基本相等,1岁后胸围逐渐大于头围。12周岁时上半身与下半身比例基本相等。

小儿各器官发育不平衡。呼吸系统、循环系统、消化系统、泌尿系统的发育与体格生长的规律平衡;神经系统,特别是人脑的发育在出生后头2年最快,5岁时脑的大小和重量已接近成人水平;生殖系统发育较晚,到青春期才迅速发育;淋巴系统出生后发育很快,青春期到达顶峰,然后逐渐退化。

14.小儿体格生长发育常用指标有哪些

主要有:

(1)体重:是衡量体格生长的重要指标,也是反映小儿营养状况最易获得的灵敏指标。

可用下列公式计算小儿体重:

1~6个月:体重(千克)=出生体重(千克)+月龄×0.8

7~12个月:体重(千克)=出生体重(千克)+月龄×0.6

2~12岁:体重(千克)=实足年龄×2+8

(2)身高:受种族遗传和环境影响较明显。短期营养状况对身高影响不明显,但与长期营养状况关系密切。

常用的身高计算公式为:

2~12岁身高(厘米)=年龄(岁)×7+70(厘米)

(3)坐高:即头顶部至脊柱的长度。

(4)头围:头围大小与大脑和颅骨发育有关,出生后头半年发育最快。大脑发育不全时可出现小头畸形;头围过大、骨缝间隙较大常见于脑积水。

(5)胸围:胸围代表胸廓与肺的发育,出生时胸围小于头围约1~2厘米,在1岁时胸围接近于头围,1岁后胸围逐渐大于头围。

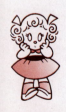

15.小儿体格生长发育常用指标的测量法

（1）体重：测量前应脱去外衣、鞋袜，排空大小便，如果衣服不能脱，则应设法扣除衣服重量。称体重时，婴儿取卧位，1~3岁取坐位，3岁以上取站位。

新生儿称体重时用婴儿磅秤，最大载重为10千克，1~7岁用的磅秤最大载重50千克，误差不超过50克，7岁以上用的磅秤最大载重100千克，误差不超过100克。

（2）身高：3岁以下取卧位测量，3岁以上取立正姿势，头部保持正直，头、臀和足跟靠着底板或立柱测量。

（3）坐高：3岁以下卧位量头顶部至臀部长度，3岁以上采用坐位量坐高。

（4）胸围：沿乳头下缘绕胸一周的长度为胸围，取平静呼吸时的中间读数。

（5）头围：自眉毛上方最突出处经枕后结节绕头一周的长度为头围。

16. 影响小儿生长发育的因素有哪些

（1）遗传因素：孩子的体形（身高、胖瘦），皮肤、头发的颜色，脸型特征，性成熟的迟早等都受父母双方遗传因素的影响。

（2）营养：充足合理的营养是小儿生长发育的物质基

础。营养素的长期缺乏首先导致体重不增,甚至下降,最终也会影响身高的增长,并影响机体免疫、内分泌和神经调节功能。

(3)疾病:患急性疾病后体重明显减轻。慢性疾病则同时影响体重和身高的增长,内分泌疾病(如垂体性侏儒症、克汀病)对生长发育影响更为突出,可致身材矮小。佝偻病、软骨发育不全则影响骨骼发育,会妨碍身高的增长。

(4)药物:①孕妇用药对胎儿影响较大,如放射性碘可致胎儿甲状腺功能不全,长期用肾上腺皮质激素者,新生儿宫内生长不良、早产、无脑儿、脑积水发生率高。②出生后如用大剂量或长期用庆大霉素、卡那霉素可致小儿听力减退,长期应用肾上腺皮质激素或氟哌酸可影响身高的增长。

(5)教育:目前强调出生后第 1 小时内的母婴接触,这阶段是小儿最敏感时期,对小儿今后良好的性格、情感有密切的关系。早期的母婴接触还会促进婴儿食欲,帮助增加体重,稳定婴儿情绪。

(6)环境:如周围环境噪音过大,可影响小儿的情绪。同时,对听力也有影响,如环境中铅污染较多,会导致孩子铅中毒,铅中毒可引起多动、注意力不集中、易冲动、智力低下等现象。父母在家中吸烟,孩子被动吸烟,对身心也有害。故良好的居住环境、卫生条件有利于小儿生长发育。

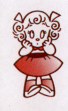

17.观察小儿囟门有哪些意义

新生儿囟门有前囟、后囟。后囟是两块顶骨和一块枕骨形成的三角形间隙,有的出生时已闭合或很小,一般在生后6~8周闭合。骨缝在出生时稍分开,至3~4个月时闭合。与疾病有关系的主要是前囟。前囟是两块顶骨和一块额骨形成的菱形间隙,出生时约2.5厘米×2.5厘米大小,以后逐渐增大,6个月后开始逐渐缩小,12~18个月应闭合。

囟门关闭过早,可能为脑发育不良、小头畸形。

囟门闭合过迟,多见于佝偻病、克汀病(甲状腺功能低下)或脑积水。

囟门饱满或明显隆起,可能有颅内压增高或颅内感染。

囟门明显凹陷,常见于严重脱水的患儿。

18.你知道儿童牙齿生长规律吗

人的一生中有两副牙齿,乳牙是婴幼儿期生长的第一副牙齿,共20个,有一定的生长规律(表1)。乳牙萌出的早晚有个体差异。早的4个月,晚的10~12个月方萌出。2岁以内乳牙总数大约等于婴儿月龄减4~6。2岁半乳牙出齐。6岁以后乳牙开始脱落换恒牙,也有一定规律(表2)。先换门牙,后换尖牙和双尖牙。6岁出第1磨牙,

12 岁以后出第 2 磨牙,17 岁以后出第 3 磨牙(智齿),有人终身不出智齿。恒牙共 32 颗。

表 1　乳牙发育程序表

	出　牙		脱　落	
	下颌	上颌	下颌	上颌
中切牙	5~7 个月	6~8 个月	6~7	7~8 岁
侧切牙	7~10 个月	8~11 个月	7~8 岁	8~9 岁
尖牙	16~20 个月	16~20 个月	9~11 岁	11~12 岁
第 1 磨牙	10~16 个月	10~16 个月	10~12 岁	10~11 岁
第 2 磨牙	20~30 个月	20~30 个月	11~13 岁	10~12 岁

表 2　恒牙发育程序表

	出生年龄(岁)	
	下颌	上颌
中切牙	6~7	7~8
侧切牙	7~8	8~9
尖牙	9~11	11~12
第 1 前磨牙	10~12	10~11
第 2 前磨牙	11~13	10~12
第 1 磨牙	6~7	6~7
第 2 磨牙	12~13	12~13
第 3 磨牙	17~22	17~22

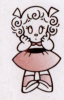

19.小儿为什么会出现鸡胸或驼背

　　新生儿出生时脊柱是直的,当 3 个月能抬头时,脊柱出现第 1 个弯曲,颈椎前凸;6 个月后能坐,出现第 2 个弯曲,胸椎后凸;到小儿 1 岁能行走时,出现第 3 个弯曲,腰椎前凸;至 6~7 岁被韧带所固定,形成成人脊柱的自然弯曲。

如果小儿骨骼发育不良,如软骨发育不良、佝偻病则出现鸡胸或驼背。如果坐立姿势、写字姿势、背书包姿势不正确,可出现脊柱侧弯。但脊柱侧弯也可与遗传有关。

20.宝宝应该会做哪些事

1 个月 仰卧时能抬头片刻,作出爬行的样子,听见声音时,会增加活动并凝视。对苦味和酸味表示拒绝。

2 个月 仰卧时,稍能抬头和挺胸,能握住物体片刻,眼睛能跟随前方约 15 厘米远的物体移动,对讲话的声音有反应。

3 个月 仰卧时,下颌及两肩能离开桌面,体重由两前臂支撑,抬头更稳,能玩弄手和手指,两眼能随物体从一边转到另一边(180 度)迅速地看见物体。看见母亲的脸会笑。

4 个月 仰卧时,头能仰到 90 度,并向周围看,能笑出声音来,能抓住玩具,认出母亲和熟悉的东西,看到奶瓶就想吃。

5 个月 仰卧时,能用手臂撑起胸部,直立时能保持头部固定,能翻身,能注视掉落的玩具,咿呀学语,玩脚趾,撕纸片,害怕陌生人。

6个月 放下时能坐一会儿,仰卧时能将脚放到嘴边,会自己捧奶瓶,开始选择喜欢的食物,将物体从一手传到另一手,知道陌生人,开始怕羞、大笑。

7个月 扶立时,能做蹬跳动作,能吃固体的食物,发出"ba"的声音,自己吃小甜饼,叫孩子的名字时有反应,很容易由哭转笑。

8个月 单独坐稳,开始学爬行或站立。模仿别人的声音说出两个音节"da、da、ba、ba",能自己从俯卧位坐起。

9个月 能扶站、会爬行,能寻找掉落的物体,会挥手再见,玩拍手游戏,当从他手上拿走东西时,会遭到强烈反抗,骂他时会哭。

10个月 能从坐位到俯卧位和从俯卧位到坐位,扶着家具能站稳。能叫爸爸、妈妈,喊他名字时能转头,能轻拍和摇动布娃娃,喜欢玩拍手游戏、躲猫猫游戏。

11个月 扶着两手能行走,能独立站立片刻,能把物体从容器中拿出、放进,对图画感兴趣,能理解一些词句,并说"不,不"等单音节词,会故意把东西扔掉又捡起。

12个月 能独走数步,用手指拿东西吃,会说"阿姨"、"阿公"等词,喜欢用笔在纸上乱涂,喜欢有节奏的音乐。能准确地表示愤怒、害怕、嫉妒、焦急等表情。

18个月 能自由行走,上下滑梯,能用简单常用的词表达意思和需要,会脱手套、袜子,叠三四块积木,模仿大人做家务,如扫地。

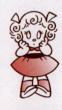

24 个月 会踢球,单独上下楼梯,叠六七块积木,会唱歌,握笔,喜欢乱画。会说 3~5 个字的短句,大小便时能叫,喜欢看电视。

30 个月 会跳、独足站立,叠八九块积木,会提问题,讲简单故事,开始知道颜色,知道自己的全名。

36 个月 会骑三轮儿童车,会自己刷牙,说话流利,会唱简单的歌,喜欢色彩,知道家里人的名字,会整理玩具,能自己上床睡觉。

21.宝宝为什么常溢奶

1 岁内的婴儿吃奶后半小时左右常有吐奶现象,这是因为婴儿的胃呈水平位置,胃平滑肌发育不完全,贲门部肌肉收缩力较弱(上口),关闭功能较差,而幽门部肌肉发育较好(下口),紧张度升高,当吞咽过多空气后易出现溢奶现象。不同月龄的婴儿胃容量不同,足月新生儿为 30~60 毫升,1~3 个月 90~150 毫升,3~6 个月 150~200 毫升,6~12 个月 200~240 毫升。在哺乳过程中,部分乳汁可通过胃进入十二指肠,故婴儿一次实际哺乳量往往超过平均容量,但若一次进食过多容易引起呕吐。

因此,减少溢奶的方法是少量多餐,刚喝完奶不要让宝宝马上躺下,可将小宝宝直抱,让他头伏在大人的肩膀上,轻拍背部使之吐出胃中多余的空气。也不要让宝宝过度嬉戏或运动。

22.宝宝常流口水是病吗

　　婴儿口腔黏膜细嫩,血管丰富,易受损伤。出生时唾液腺发育差,唾液少,淀粉酶含量也不足,至出生后3~6个月唾液腺才逐渐发育完全。6个月时又开始出牙,此时唾液分泌增多,婴儿来不及咽下,从而发生生理性流涎。

　　但也有一部分婴儿是因患口腔溃疡、舌炎而致唾液分泌过多引起流涎。或家长喜爱孩子,常用劲吻他的双颊致使唾液腺开口过大引起唾液分泌过多而流涎,故要针对不同病因进行有针对性的治疗,治疗后流涎现象即可消失。

23.孩子什么时候才睡整夜觉

　　生活中常遇见妈妈们问医生一个问题,我的孩子夜间老是醒来,吵闹不肯入睡,有什么好办法?孩子到底什么时候才能睡夜觉?

　　孩子如何睡觉,与孩子本身的脾气性格有很大关系。有些孩子4个月开始就能一觉睡到天亮,但大多数孩子要到两岁半至三岁才睡整夜觉。所以,孩子夜间醒2~3次是正常现象。

　　首先,婴儿睡眠不同于成年人,成年人入睡快,婴儿入睡慢,需要在父母辅助下,经20分钟左右才能进入熟睡阶段,婴儿的睡眠周期也较成年人短,熟睡程度亦较成年

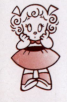

人浅。醒来后,还是需要父母的辅助才能重返梦乡。另外,轻度睡眠也有利于婴儿大脑发育。

其次,婴儿夜间醒来的原因有很多,比如出牙的不适,尿片过湿,憋尿,睡衣不舒服,衣着、被褥过热或室温过高,吃得过饱或饥饿,身体不适等。稍大一些的孩子夜间频繁醒来的原因有时与白天的多活动有关。总之,孩子夜间醒来的原因多种多样,需要父母细心观察。找到了原因也就找到了解决办法。

24.小儿呼吸道特点与疾病有关吗

小儿易患呼吸道疾病与他的生理解剖结构有关。小儿鼻腔短小,黏膜血管丰富,又未长鼻毛,所以防卫能力较差,容易受呼吸道细菌、病毒感染,引起伤风感冒。婴幼儿扁桃腺发育不全,故细菌入侵时易致扁桃腺炎而引起扁桃腺充血肿大。小儿喉腔狭窄、淋巴组织和血管较为丰富,一旦细菌、病毒感染易产生喉头水肿而致呼吸困难。小儿鼻咽管短且直,鼻咽腔开口位置低,故患咽喉炎时易侵入中耳,引起中耳炎。小儿气管狭窄,黏膜柔软,血管丰富,炎症后黏膜容易肿胀,出现呼吸急促。婴幼儿肺泡弹性差,含氧量少,炎症后易被黏液堵塞,产生肺气肿、肺不张。等到6岁以后发育逐渐完善,上述情况才会逐渐得以改善,患病的机会也就相应减少。

25.敏敏走路为什么常撞到东西

4岁的敏敏走路常撞到东西上,敏敏妈妈以为敏敏眼睛有什么问题,故带着敏敏去看眼科。眼科大夫仔细检查了敏敏的眼睛后,告诉敏敏妈妈,敏敏一切正常,眼睛没问题。那敏敏为什么走路常撞到东西呢?眼科大夫给敏敏妈作了详细的解释:

婴幼儿的视力发育有一个过程。刚出生时为远视,仅有周围视觉,两眼能随物体稍作移动。1~3个月:头眼协调好,双眼随移动的物体能移动180度,能看见8毫米大小的物体;3~4个月:开始能看见自己的手,能固定视物,看到75厘米远的物体,已能辨别色彩,喜爱红色,视力为0.1;出现眼手协调动作,能看到跌落的物体,开始认识母亲和常见物品,如奶瓶;6~8个月:开始出现视深度感觉,能看见小的物体,目光能跟随垂直方向移动的物体转动90度,并可改变体位以协调视觉;8~12个月:能区别简单的几何图形,较长时间地看3~3.5米内的人物活动,视力为0.2;12~18个月:能区别各种形状,对图片有兴趣,注意到3米远的小玩具;18~24个月:两眼调节作用好,可区别垂直线与横线,眼光能跟随落下的物体,视力0.5;2~3岁:可注视小物体及图画,能维持50秒左右时间;3~4岁:能临摹几何图形;5岁:能区别各种颜色,视力0.6~0.7;6岁:视力为1.0,视深度已充分发育。故6岁以前由于儿童视深度发育不全导致儿童视深度感觉不正确而常常撞到东西。

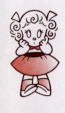

26.宝宝的听力发展有什么特点

胎儿在后期,听觉相当灵敏,可听到母亲心跳声音。当新生儿哭吵时,母亲将其抱在怀中即能使孩子安静下来,换了父亲的怀抱就没有同样的效果。这是因为新生儿听到了母亲熟悉的心跳声。故现在流行于胎儿后期在孕妇下腹部放置录音磁带,进行音乐胎教。

足月新生儿听觉已相当良好,对突发的声音有惊跳反应,能引起紧闭眼睑,睡眠时突然的声响会睁开眼睑或哭叫。

2个月:已能辨别不同人说话的声音及同一人带有不同情感的语调。对他说话时能高兴地发出"啊"、"呜"等元音或发笑。

3~4个月:头可转向声源,对日常熟识的声音如玩具、电视、乐器、开门或关门声表示关切,表现转身朝向的动作。

5~6个月:能区别父母声音,唤其名有应答表示,能欣赏玩具中发出的声音。

7~8个月:眼及头转向声源,能确定声音来自何处。能区别语言的意义,会模仿动物叫声。

9~10个月:两眼迅速看向声源,听到音乐或歌声会高兴得手舞足蹈,听到"来"、"再见"等语音时能相应地按大人的意思行动。

11~12个月:对声音的反应可以控制,听懂自己名字。

2岁:听懂简单吩咐,可按照简单的言语指示行事,如把某物拿过来或躲避过去。

3岁：能更精细地区别不同声音,如"ee"、"er"。

4岁：听力发育完善。

27.婴幼儿情绪有什么特点

婴幼儿的情绪表现有以下特点：

(1)短暂性:产生情绪的时间较短。

(2)强烈性(情绪性):微小的刺激可引起强烈的反应。

(3)易变性:情绪可在短期内有很大的变化。

(4)真实性和外显性:情绪毫不掩饰,完全表现在外。

(5)反应不一致:同一刺激有时反应强烈,有时则无反应。

(6)容易冲动:遇到激动的事短期内不能平静,听不进别人的劝告。

随着年龄的增长,小儿逐渐能有意识地控制自己的情绪,使之趋向稳定。

28.初生婴儿有嗅觉和味觉吗

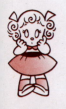

婴儿出生时嗅觉中枢及末梢早已发育成熟。新生儿闻到奶的香味,就会积极地寻找奶头;3~4个月会辨别出能产生喜欢与不喜欢的气味,7~8个月开始分辨出芳香的刺激。婴儿灵敏的嗅觉可以保护他(她)不受有害物质的伤害,并可让小儿更好地了解周围的人和事物。

新生儿味觉发育已完善,对不同的味觉会产生不同的反应。出生2小时对糖水能表示愉快,对酸味表示痛苦;4~5个月婴儿对甜、酸、苦味等食物的任何改变都会表现出非常敏锐的反应。

29.婴儿打针时为什么不会哭

生活中常听到一些婴儿父母说,我们的宝宝在打预防针时不知道哭,是否会有什么问题。

其实,婴儿出生时痛觉已存在,但不甚敏感,尤其在躯干、眼、腋下等部位。痛觉刺激后出现泛化的现象,对痛觉反应迟钝,故有些婴儿打针时不会哭。

30.小儿运动发育有什么规律

小儿运动发育有其规律性。

(1)头尾规律:即动作的发育自上而下,如先能抬头,两手取物,然后学会坐、爬、直立、走路。

(2)由近到远:即离躯干近的肌肉动作先发育,如先能抬肩,然后手指取物。

(3)从不协调到协调:如看到胸前的玩具,婴儿则手舞足蹈,但不能把玩具拿到手;幼儿则伸手或弯腰即能取到玩具。

（4）正面的动作先于反面的动作：如先学会手抓东西，再学会放下手中的东西；先学会向前走，再学会倒退走。

31.小儿为什么会口吃

3~4岁的小儿，词汇增多，很想用语言来表达自己的思维，但常常发音不准或句法不妥，把"老师"发音成"老稀"，"哥哥"发音成"多多"，"吃饭"发音成"七饭"。这时，如果家长急着纠正发音不准或句法不妥，小儿就容易形成口吃现象。遇到此情况时家长不必急于纠正，一般情况下会逐渐转为正常，口吃自然消失。

32.小儿为什么会自言自语

自言自语是小儿从外部语言向内部语言转化过程中的一种过渡形式，是小儿语言发展过程中的必经阶段，为小儿进入小学能很快地发展内部语言打下基础。

小儿的自言自语有两种形式。

（1）游戏语言：即一边活动，一边自言自语。例如，她扮演一位妈妈给布娃娃喂饭，她会自言自语地说："小宝宝，快快吃，吃饱了，快长大。"

（2）问题语言：小儿遇到困难而产生怀疑时出现问题言语。例如，他在玩拼图时按照图样，当放得不太像时产

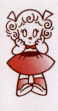

生怀疑，自言自语地说："放在这儿不像，放在那儿也不像，到底放到哪里呢？"

　　3~4岁时出现游戏语言，4~5岁时出现问题语言，一般7岁以后不会再出现自言自语现象。如果继续存在自言自语，则要引起家长注意。

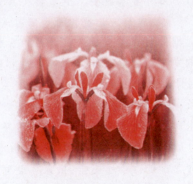

ERTONG BAOJIAN XIAOSHOUCE

第三部分 营养与喂养篇

33.儿童营养为何要从母亲开始

　　儿童营养好坏非常重要，它直接关系到儿童能否正常地发育，健康地成长。儿童营养为何要从母亲开始呢？因为胎儿时期的营养来自母亲，故孕妇营养好坏直接影响到胎儿的发育，甚至间接影响到婴儿出生后的健康状况。如孕期母亲营养不良可引起胎儿生长发育滞缓，出生时体重也低；孕妇铁缺乏时新生婴儿也多贫血，孕妇缺锌严重者可引起胎儿先天畸形、低出生体重及脑发育落后，孕妇缺乏叶酸可导致胎儿神经管畸形。故孕妇膳食应根据营养素的要求进行合理安排，摄入各类营养素，保证自身健康和胎儿正常的生长发育，生出一个健康、聪明、可爱的宝宝。

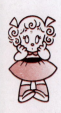

34.儿童生长发育需要哪些营养素

　　儿童是一个特殊的群体，其特殊性就表现在他们正处于体、脑发育期，所以充足、合理的营养素对他们尤为重要。儿童生长发育时的营养素可分为六大类:蛋白质、脂肪、碳水化合物、维生素、无机盐和水。营养素的供应来源于食物,所以要合理安排孩子的饮食,为他们健康打下良好的基础。

表3　儿童应摄取的营养素

营养素	营养素作用
蛋白质	提供9种必需的氨基酸,能帮助儿童正常发育,健康成长。
维生素A	促进免疫功能,保护生殖系统及维持正常骨骼、牙齿发育,保护视力。
维生素D	帮助钙的吸收,促进骨钙化,促进成骨。
维生素C	强健骨骼和牙齿,增强免疫力,促进铁的吸收及叶酸代谢。
钙、镁	有助儿童骨骼和牙齿的生长和牢固,维护神经肌肉良好活动性。
铁、锌	预防儿童贫血,有助儿童体格、智力的正常发育,让孩子肌肉有力,聪明又伶俐。
二十二碳六烯酸(DHA)(脑黄金)	对脑神经传导和突触的生长发育有着极为重要的作用,有助于提高学习、记忆能力和视力。

35.哪些营养食物可使孩子聪明

现在的家庭都只有一个孩子,父母都希望自己的孩子聪明健康。那有没有使孩子聪明的食物呢？常吃以下食物的孩子聪明又健康。

（1）多吃鱼、蛋黄、虾皮、紫菜、瘦肉、海带、核桃。

（2）每周吃一次动物内脏，如猪肝、动物脑。

（3）每天吃一些富含维生素 C 的水果，如橘子、苹果，蔬菜。

（4）每天吃些豆类和豆制品及粗粮。

（5）每周吃蘑菇 1~2 次。

（6）多吃香蕉、胡萝卜、青菜。

（7）多喝牛奶，最好是含 DHA 和牛磺酸的儿童专用配方奶。

36.哪些食物儿童不宜多吃

橘子：多吃会发生"叶红素皮肤病"，或发生口腔溃疡、腹痛、腹泻。

菠菜：含有大量草酸，可影响钙、铁的吸收，导致儿童骨骼、牙齿发育不良，贫血。

鸡蛋：每天最多吃两个，过多会造成营养过剩，肾功能负担过重。

果冻：本身没什么营养价值，多吃会影响儿童生长发育。

泡泡糖：其中的增塑剂含微毒，其代谢物对人体有害。

罐头食品：其中的食品添加剂及铅含量对儿童有不良影响，易造成慢性中毒。

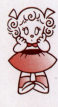

方便面:含有对人体不利的色素和防腐剂等,营养价值也低,长期吃易造成儿童营养失调。

　　可乐饮料:含有一定的咖啡因,会影响人体中枢神经系统,儿童不宜多喝。

　　动物脂肪:多吃不仅造成肥胖,还会影响钙的吸收。

　　烤羊肉串:儿童常吃火烤、烟熏的食品会使致癌物质在体内积累而使成年易得癌症。

　　巧克力:食用过多易致肥胖、龋齿、食欲减退。

　　人参:目前市场上有不少人参食品,如人参糖果、人参麦乳精、人参饼干、人参蜂王浆等。人参有促进性激素分泌的作用,儿童食用人参会导致性早熟,严重影响身体的正常发育。

　　爆米花:含铅量很高,常吃爆米花极易发生慢性铅中毒而造成食欲下降、腹泻、烦躁、牙龈发紫、生长发育缓慢等现象。

37.奶——最佳补钙营养液

　　钙是骨骼与牙齿的主要成分,对生长发育时期的儿童尤为重要。补钙的途径有两条:食补和药补。钙是一种营养素,营养素的补充首先选择食补,这样既安全又方便。每种食物都含有钙,只是或多或少,最佳的补钙食物是奶类(包括母乳、牛乳、羊乳、奶粉及各种奶制品)。而奶类中母乳及母乳化配方奶粉中的钙是最易被吸收的,所以婴儿母乳喂养是最好的。

38.儿童喂养的十大误区

误区之一:长期给孩子吃钙片补钙。其实婴幼儿体内并不缺钙,而是缺乏促进钙被人体吸收的维生素 D,故应服适量维生素 D 制剂(如鱼肝油制剂)或多晒太阳。

误区之二:孩子穿衣比大人多。事实上孩子为阳性体质,运动时热量比大人多,易出汗。故穿衣和大人一样或少穿一件为好。

误区之三:孩子多吃高蛋白食物,如甲鱼、鳗、蛋、肉等荤菜,不吃蔬菜、水果,可加重小儿肾脏负担。因小儿肾发育不成熟,可影响肾功能,并易引起维生素、微量元素的缺乏。因此应强调小儿饮食荤素搭配,营养全面,不挑食,不偏食。

误区之四:孩子便秘时仅吃香蕉、蜂蜜,这是不够的,更重要的是要养成孩子良好的排便习惯,固定排便时间。

误区之五:隔着玻璃晒太阳,或晒太阳时给孩子蒙上纱巾,戴上帽子。这是不正确的,正确的方法是给孩子晒头后部、手腕、脚踝、屁股部位,并打开玻璃窗,紫外线可促进维生素 D 在体内的自然合成。

误区之六:饮料爱不释手。眼下,碳酸饮料、果汁、酸奶等已成为儿童的主要消费品。此举一可引起儿童肥胖,二可引起厌食,三可引起龋齿,故应尽量少吃。

误区之七:贵的就是好的。食品的价值只体现其市场价值,并不能代表真正的营养价值。

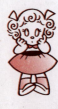

误区之八：幼儿喝鲜奶营养最好。其实鲜奶中的大分子结构蛋白质人体不易吸收，而且幼儿器官发育不成熟，会加重肾脏的负担。且鲜奶中磷含量太高影响钙的吸收，故6岁以下的幼儿最好选择更接近母乳的配方奶。

误区之九：动物肝、血有毒，较脏，小孩不能吃。其实，动物肝、血是小孩最佳补血食品，且猪血有排铅作用，故应该给小孩经常吃些动物肝、血。

误区之十：吃水果多多益善。但有的水果会引起过敏，出现皮肤瘙痒、红斑、腹痛症状，如芒果、菠萝；有的水果多吃可引起口角炎，如橘子、桂圆、荔枝等。故吃水果也要适量。

39.食物对儿童有副作用吗

食物对儿童有两类副作用：

一是食物的过敏作用。它可影响儿童的鼻子、咽喉、肺、皮肤和胃肠道等，严重的可引起过敏性休克。造成食物过敏的常见食物是乳、卤蛋、大豆、小麦、菠萝、芒果；香蕉、坚果、鱼和贝壳类。常见症状有胃肠道反应：反复呕吐、拒食、腹痛、腹胀、吸收不良、腹泻、便血和生长不良等。皮肤反应：麻疹和过敏性湿疹。呼吸道反应：打喷嚏、流清涕、鼻塞、咳嗽，严重的可引起气喘和意识丧失。

二是食物的不耐受。以乳糖不耐受为主，有三种类型：先天性（罕见）、继发性（较常见）和成人型（最常见）。

乳糖不耐受要比食物过敏常见得多。食物过敏发生率随年龄增大而下降；相反，乳糖不耐受则随年龄增长而增加。涉及乳糖不耐受的食物主要是乳和乳制品，主要表现为反复腹泻、腹胀。

应对措施：食物过敏者，在一段时间内应停止此种食物的摄入。待儿童稍大些后可再次少量食用，观察有无过敏反应，以确定是否可食用此种食物。有过敏症状时可服用酮替酚、苯海拉明等抗过敏药。对乳糖不耐受者可限制膳食中的乳糖，或停食含乳糖乳制品。食用市售不含乳糖乳制品，如惠氏爱儿素、美素适等，也可将乳糖酶片剂与含乳糖的食物一起食用。

40.宝宝长高的五大要素

现代社会，父母都希望子女有一个高大、苗条的好身材。这必须从婴幼儿期做起。以下五大要素有利于宝宝的长高。

(1)保持充足的睡眠：熟睡后 1 小时生长激素分泌逐渐进入高峰，一般晚上 11 时到凌晨 1 时为高峰期。希望孩子长个子，一定要在晚上 10 时以前入睡。充足的睡眠是促进宝宝长高的重要途径。

(2)健康的体魄：健康的身体是宝宝长高的重要保证，如孩子体弱多病，经常打针吃药，既影响食欲造成营养不良，也影响生长激素的分泌，不利于宝宝长高。

(3)不挑食：人的长高过程有两个高峰期，婴幼儿期

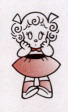

ERTONG BAOJIAN XIAOSHOUCE

和青春发育期,这个时期营养是促进长高的基础。这时期不能挑食,要多吃些富含各类营养素的食物,如豆制品、蛋、鱼虾、奶类、瘦肉等,同时也要吃些富含维生素和钙等无机盐的蔬菜、水果等。也可适量添加钙剂和鱼肝油,这对长个子是很有益处的。

(4)多做有利于长个子的运动:如游泳、舞蹈、羽毛球、乒乓球、跳绳、单杠等。而举重、哑铃、拉力器、摔跤、长跑等,则对长高不利。

(5)保持愉快的心情:影响孩子长高的生长激素,在睡眠和运动的时候分泌较高,在情绪低落时分泌较少,如果你的孩子经常处于批评、责备、父母争吵的环境中,心情压抑情绪低落,就会严重影响长高。

41.怎样培养儿童饮食卫生习惯

儿童时期是培养饮食卫生习惯的最重要阶段。从小养成好的饮食卫生习惯,可使人终身受益;反之,不良习惯一旦养成则很难更改。

饮食卫生习惯包括饭前便后洗手,正确使用餐具,进餐时不说笑、不玩耍,吃东西要细嚼慢咽,不偏食、不挑食、不暴饮暴食。少吃零食和不拒食。不吃过咸过甜、高脂肪食物。

培养饮食卫生习惯,要从幼儿开始。进餐时不要责备孩子。在拒食时不要勉强他吃,等他饥饿时自然会吃,或设法安排他与食欲好的孩子同桌共餐。不要以家长的口味来安排孩子的食物,否则易形成挑食和偏食的习惯。对肥胖和食欲好的孩子则应适当控制饮食,避免暴饮暴食。

42.WHO 推荐的最佳喂养方法

(1)产后半小时内开始喂母乳。开奶前不喂任何食物和饮料。

(2)生后 4 个月内坚持纯母乳喂养。

(3)4~6 个月后开始逐渐添加辅助食品。

(4)6 个月龄的婴儿均应添加辅助食品。

(5)继续母乳喂养,可以持续到 2 岁。

43.小儿营养状况的肉眼判断

随着生活水平的提高,小儿营养不良情况已大大减少,但因喂养不当或膳食搭配不合理,仍会造成某些营养素的缺乏,平时我们可用肉眼判断小儿营养状况:

消瘦、肌肉量减少,皮肤头发无光泽,头发稀疏色淡、易脱落,皮下组织水肿——蛋白质不足。

皮肤干燥、脱屑,毛囊角化,头发干枯易脱落,指甲脆薄,眼结膜干燥、易眨眼、畏光——维生素 A 不足。

阴囊皮炎、口角炎、舌炎、嘴唇干裂——维生素 B_2 不足。

牙龈肿胀、出血,皮肤瘀斑——维生素 C 不足。

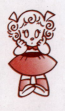

方颅、乒乓头、前囟闭合晚、肋外翻、X 型腿、O 型腿——维生素 D 不足。

全身性皮炎，复发性口腔溃疡——锌不足。

口唇、眼结膜苍白，匙状指甲——铁不足。

皮肤因阳光、压力、创伤而致的对称性皮炎——烟酸不足。

44.如何提高母乳量

母乳是婴儿最佳的天然食品，它含有婴儿出生后 4～6 个月内所需的全部营养物质。母乳中含有大量的免疫物质，有预防疾病的作用。但很多母亲因母乳量不足，而放弃了母乳喂养，这是很可惜的。那么，如何才能提高母乳量呢？

（1）树信心：当母乳不足时，母亲不能过分着急，要有信心坚持哺乳，不要轻易用代乳品。应增加哺乳次数和时间。孩子频繁吸吮刺激乳腺，可提高母乳的分泌量。

（2）早开奶早接触：应提倡婴儿出生后半小时内，就吸吮母亲的乳房。通过孩子频频地吸吮乳房刺激母亲催乳素和催产素的分泌，从而增加乳汁的分泌量。

（3）母婴同室：即母婴 24 小时在一起，既便于按需哺乳，也利于母婴之间感情的交流。并观察婴儿的反应和不适，以利及时纠正。

（4）不用奶瓶喂任何食物，开奶前不喂食：这也是母乳喂养成功的诀窍。因为一旦给婴儿奶瓶喂养，会使孩子产生"乳头错觉",不肯吸吮母亲乳头,导致母乳喂养失败。如母亲因种种原因不能亲自喂哺,应将乳汁挤在碗中,用汤匙喂之,不要将乳汁置于奶瓶中让婴儿吸吮。

(5)产妇应有营养丰富的饮食,充足的睡眠,当乳汁不够时,可给予高蛋白流质饮食,多喝一些鸡汤、鱼汤、肉汤,也可试用猪蹄4只加通草2克煮后吃肉喝汤;或用木通、王不留行煮猪爪,连服几天。

45.母乳喂养有哪些优点

(1)母乳中含有丰富的蛋白质、碳水化合物、脂肪、维生素等必需的营养素,能满足出生至6个月内婴儿所有的营养。

(2)母乳内钙磷比例适宜(2:1),易于吸收,含消化酶较多,有利于婴儿消化和吸收,宝宝较少出现便秘、肠胀气。母乳中的蛋白质组成不易使婴儿产生过敏反应。

(3)母乳含有大量能增进婴儿免疫力的活性物质,尤以初乳中为高。对多种细菌、病毒等病原体有抗感染作用,有效保护婴儿免受各种感染,不易发生腹泻、肺炎等疾病。

(4)母乳的温度适宜,清洁卫生,并可随时供给自己的婴儿,不受时间、地点限制,既又经济又方便。

(5)母乳喂养有利于增进母子感情,被母亲温暖地抱在怀中,在直接的肌肤接触中吸吮母乳,对婴儿和母亲都

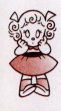

是最理想的感情交流，对稳定婴儿情绪和促进健康发育有很大好处。母亲通过哺乳还能密切观察婴儿的变化，便于随时照顾护理。

（6）母乳喂养能促进母亲的健康：促进子宫收缩，减少产后出血，预防贫血；促进产后母亲体形恢复和避孕，降低乳腺癌和卵巢癌的发病率。

46.母乳喂养有什么技巧

保持舒适。产后第一天，妈妈可选择侧卧位喂奶。选择坐位喂奶时，妈妈应舒适地坐直，背靠在椅子上，用手托住宝宝，使宝宝的胸腹部紧贴妈妈的身体，宝宝的下颌紧贴妈妈的乳房，鼻尖对乳头，妈妈的另一只手沿着乳房根部把整个乳房托起。可用食指或乳头拨弄宝宝的上唇中间部位，当宝宝张大嘴巴后，把乳头连同大部分乳晕放入宝宝口中，只有这样才能有效吸吮。宝宝吸奶时，妈妈可用手指将乳房压下，使宝宝呼吸畅通。

应坚持按需哺乳。哺乳前不可给宝宝喂水，一侧乳房被吸空后，再喂另一侧乳房，下次哺乳时轮换先后次序。哺乳后将宝宝抱起，让宝宝头靠妈妈肩上，轻轻拍背，使宝宝排出咽下的空气，以防吐奶。每次要将宝宝喂饱，大约需要 15~20 分钟。不可零喂或逗引小儿玩，不要让小儿含着乳头睡眠。

47.如何知道婴儿已经吃饱

婴儿出生以后，年轻的父母最担心的是孩子是否吃饱，母亲的乳量是否够吃。其实，婴儿是否吃饱,有许多客观指标能反映出来：

（1）哺乳后小宝宝能安静入睡,2~3小时内不哭吵,表现得很满足,睡得好,玩得开心,表明乳量足够。

（2）婴儿在吸吮乳头时,在其喉部可听到"咕咕咕"的乳汁下咽的声音,表示乳量充足。

（3）大便的颜色和形状可反映宝宝的消化功能和饥饱。母乳喂养的孩子如大便呈金黄色,似软膏状,每日2~4次,表示奶量充足,婴儿吃饱了。

（4）了解婴儿24小时的排尿次数。如宝宝一天有6次以上小便,说明乳量充足;少于6次说明乳量不够。

（5）如乳量充足,孩子体重会增长较快。6个月以内的婴儿平均每天体重增加18~30克,每星期125~210克,每月600克,都说明奶量充足。

48.母乳喂养失败的原因是什么

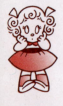

常见的母乳喂养失败的原因是:母亲认为"母乳不足"。经研究证明,绝大多数母亲能够分泌足够1~2个孩子吃的母乳;当母亲主观上认为自己奶不够时,大多数婴儿还

是得到了足够的乳汁。但也确实存在婴儿没吃饱的情况，究其原因，往往是婴儿吸吮不够或无效吸吮，很少是母亲分泌乳汁的能力不足。应当使母亲懂得，没有必要担心自己的乳量够不够，关键在于孩子吃到了多少。

49.母乳分泌不足的原因是什么

（1）喂养因素：开奶迟，哺乳次数少。生后1个月内要实行按需哺乳，每天哺乳8次以上；满月后每天5~6次以上，每次应持续15~20分钟。喂奶时间短，婴儿吃不到富含脂肪的母奶。如母亲太匆忙，或婴儿被包裹得太紧，感到太热而停顿下来，无效吸吮；用过奶瓶或奶嘴，加喂其他食品，影响婴儿对母乳的需求等都会导致母乳分泌不足。

（2）母亲因素：母亲膳食不足，蛋白质摄入量少，饮酒、吸烟、缺乏维生素 B_1、B_2，饮水少，过度劳累。焦虑、担心和疼痛可致暂时性的催乳素分泌不足。母亲服用避孕药、利尿药、阿托品、磺胺、鲁米那等药物或月经恢复、再次妊娠，均可导致乳汁分泌减少。

（3）婴儿因素：婴儿生病，无力吸吮、食欲减退；先天畸形，衔接和吸吮有困难。

50.婴儿拒奶的原因和处理

（1）婴儿不舒服或吸吮比以前差，应带婴儿去看医生。

（2）鼻塞或嘴疼（鹅口疮、口腔溃疡、萌牙）表现为吸吮几次后停下啼哭，这时可用婴儿滴鼻液、甘油、西瓜霜喷雾剂治疗。

（3）喂养方法不当：给婴儿用过奶瓶或含安抚奶嘴；乳头衔接不良，喂奶姿势不正确；母乳过多致呛奶。这时应改进哺乳技术，纠正喂奶姿势，如奶水过多流出太快，可试用仰卧式哺乳，或用"剪刀式"手法稍加控制。

（4）外界因素的改变：如突然与母亲分开一段时间，换了带孩子的人，日常生活规律的改变（搬家、客人来访），母亲来月经，母亲气味的改变（用了新的香皂或吃了刺激性食物）。母亲应尽量避免外界因素的改变。

51.如何喂养生病的婴儿

早产儿：对吸吮能力差，不能直接吸吮的，母亲应 2~3 小时挤奶一次，用滴管或小匙喂，直到孩子能自己吸吮为止。

生长发育慢的婴儿：应检查母亲和婴儿有无器质性病变，如果喂养不当，应增加喂奶次数，延长喂养时间。同时，母亲应注意休息，不能过度劳累，加强饮食营养和液体摄入。

腹泻儿：应坚持母乳喂养，如有轻度脱水现象，在两次喂奶间可添加糖盐水或加少量盐的米汤。如婴儿拒奶伴呕吐，可暂停母乳喂养 12~24 小时。待婴儿能饮水时，即可恢复母乳喂养。

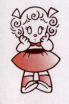

发热婴儿：不必停止母乳喂养，而应该增加哺乳次数。母亲要耐心地尽可能予以多喂。

感冒鼻塞婴儿：可用 0.5%呋喃西林麻黄素滴鼻液滴在棉签上，伸入婴儿鼻内轻轻转数周后取出，一日三次。用匙或杯喂母乳。

52.什么情况下不能喂母乳

（1）当母亲有下列任一情形,最好不要喂奶：

①有重病者,如心脏病、肾脏病、糖尿病、癫痫病、癌症、严重贫血者。②严重的传染病,如肝炎、肺结核、艾滋病等。③需长期服用对婴儿有影响的药物者。④严重感冒、发热期间。⑤药物、毒品摄入者,咖啡因、酒精摄入过量。⑥严重乳腺炎,或因外伤和手术遗留的乳头神经伤害。

（2）当宝宝有下列情形也不宜哺乳：

①有新陈代谢方面的疾病：苯酮酸尿症(PKU)或乳糖不耐受症,会使宝宝无法消化母乳。②先天畸形：如严重唇腭裂。

53.宝宝添加辅食的方法

宝宝应在 4~6 个月期间添加辅助食品。如添加太早,宝宝缺乏消化酶易致消化不良。但太晚喂辅食也会使大婴儿不愿意学习咀嚼及吞咽固体食物,同时口味较难改变。

添加辅食的原则:从少到多,从稀到稠,从细到粗,从一种到多种,在宝宝健康时添加。宝宝1岁内,食物中不宜多加糖,食盐控制在每天1克以下。每次添加新食品时,要密切观察宝宝的消化情况。如宝宝吃后出现过度胀气、拉肚子、呕吐、发疹、流涕,反常地少睡或吵闹等,可迟一点喂该食物。如观察三天无不良反应可再加量或添加新品种。

辅助食品添加程序:

4~6个月:米糊、蛋黄、果泥、菜泥。

7~9个月:烂粥、烂面、动物肝和血、豆腐、鱼泥、肉泥。

10~12个月:稠粥、软饭、烤馒头片、碎肉、碎菜、小米、水果。

54.如何给孩子断奶

随着宝宝月龄的增大,母乳已不能完全满足其所需的营养了。宝宝长到1周岁左右,就可以断奶了。那如何给孩子断奶呢?

(1)断奶前要有充足的准备,不可骤然断奶。在宝宝7~8个月时应逐渐减少喂奶次数,增加辅食的次数和量。至1岁左右就可完全断奶了。

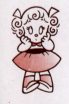

（2）断奶的季节，以春、秋天气温和时为好。气候太热、太冷，容易发生疾病，一般不宜进行断奶。

（3）断奶应在宝宝身体健康时进行，以避免拒食、消化不良而引起营养不良。

（4）不宜在母亲乳头上涂苦药或辣椒等刺激性物质，进行强行断奶。这样对做不利于宝宝健康。

（5）刚断奶的宝宝胃肠消化功能较弱，选择的食品要软，易消化而富于营养，要让宝宝一次吃饱，不要零吃。每日进餐次数以 4~5 次为宜，并保证每日 400~600 毫升母乳化配方奶的摄入。

55.如何冲调配方奶粉

（1）在冲调奶粉前大人应用香皂和清水将双手洗干净。

（2）将干净的奶杯/奶瓶、奶盖及奶嘴置入锅内，用清水浸没。盖上锅盖煮沸 10 分钟，冷却。

（3）在另外一个水壶中将饮用水煮沸后，凉至 40℃。将所需要适量的温开水倒入消毒后的奶瓶中。

（4）打开奶粉罐，根据罐上的说明，用罐内的专用量匙量取正确量匙的奶粉。

（5）量取奶粉后加入一定的温开水，如量取 5 平量匙的奶粉加入 250 毫升温开水，用汤匙搅奶粉至完全溶解。不要用力摇晃奶瓶，以免形成泡沫和气泡。奶中过多的空气会使孩子不舒服，引起吐奶。

56.辅助食品的简易制作法

（1）果汁：可取橘子、甜橙、番茄、葡萄剥皮后用干净纱布包起，用汤匙挤压出汁，喂食前加等量冷开水稀释喂食。

（2）果泥：选择熟软、纤维少、肉多的水果如梨、香蕉、苹果等，洗净去皮，以汤匙刮取果肉，碾碎成泥。

（3）菜汤：将菠菜、青菜、胡萝卜等蔬菜洗净切碎，放入锅内加水煮约3分钟，喂汤。

（4）菜泥：将胡萝卜、南瓜、青菜、豌豆等蔬菜洗净切碎，放入锅内加少量水煮。煮熟后盛碗内以汤匙压碎，加入少量开水调成泥状。

（5）蛋黄泥：将蛋黄置于锅中，加水煮熟，取出蛋黄，以汤匙压碎，加入少量开水调成泥状。

（6）肉泥：选择筋少、瘦的猪肉、鸡肉、牛肉等肉类，用刀碾成肉泥，蒸熟。

（7）肝泥：将生的猪肝或鸡肝，用汤匙刮成泥，加水或汤汁蒸熟(亦可先切成小块煮熟后再压成泥)。

（8）鱼肉泥：取少量刺少的鱼放盘中蒸熟，剔出鱼刺，用汤匙挤压成泥。

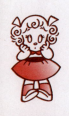

第四部分　早期教育篇

57.早期教育的重要性

　　早期教育是指从出生到学龄前这一阶段,对儿童进行科学的、有规律的教育训练和保育,以促进其动作、语言、认识过程、情绪、情感和意志的发展。

　　婴幼儿的大脑发育有着很大的潜力,出生后头3年是大脑发育最快、可塑性最强的时期,也是智力发育和培养良好行为习惯的关键期。如果缺乏教育或教育不当,即使生活在舒适的物质条件下,也会给大脑皮层带来不利影响。而科学良好的教育对促进脑的发育有着不可估量的作用。所以,早期教育已受到家庭、社会各界的关注。

58.早期教育要从零岁开始

　　早期教育要从零岁开始是由孩子该阶段发展的特殊性所决定的。这些特殊性表现为:

　　孩子在3岁前尤其是出生第1年是大脑发育最迅速的时期。不仅大脑重量迅速增加,从新生儿期脑重300克增加至 3 岁时的 900~1100 克,而且这个时期,大脑具有极大的潜力与可塑性。此时给予一定的外部刺激,所形成的各种良好习惯将使他终身受益。

儿童发展的基础性研究表明,在大脑发育过程中,有一系列的关键发展期或敏感阶段,也称学习的关键期。此时给予及时的教育,可以起到事半功倍的效果。

早期教育的原则是:从孩子一出生,就有计划、有目的地根据儿童生理和心理发展的年龄规律,结合个体差异,略为提前地对孩子进行教育、训练和培养。在进行智力开发的同时,对小儿进行行为和个性品质培养。

那么 0~3 岁的婴儿应教些什么呢?一提教育,家长往往片面地认为是读书、识字、做算术,这是不妥当的。婴儿不是小学生,因此主要是根据孩子的年龄特征,及时教会他坐、爬、走、跳等动作;训练他的感觉和知觉;教他说话,发音准确、清晰地把话说完整,能友好地与人交往;使他具有活泼愉快的情绪和良好的行为习惯。要采用启发式、游戏化的教育,使小儿在游戏中发展智能,形成优良品质。

59.早期教育应注意的问题

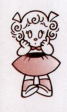

(1)从儿童心理发展的原有水平出发,注意个别差异,因人施教,让其自然接受。

(2)是挖掘潜力而不是强加于儿童的教育。

(3)要采用启发式、游戏化的教育,使小儿在游戏中发展智能,形成良好品质,力戒硬性灌输。

　　(4)目的是培养能力,而不是单纯积累知识。

　　(5)是启蒙教育,而不是强求系统化。

　　(6)是按每个小儿的发展速度实行个体化教育,而不是集体统一的教育。

　　(7)要关心小儿的睡眠,重视儿童健康。

　　(8)家庭成员对小儿的要求、态度及教育方法要一致,不可因时间、情景不同而改变,使小儿无所适从。

　　(9)家庭成员要以身作则,榜样对小儿的思想品德教育有巨大影响。任意不兑现对子女的承诺,等于教小儿说谎。

60.把握儿童学习的几个关键时期

　　儿童的早期教育阶段是人生的关键阶段,了解这些阶段及时进行教育,对儿童的智力发展有极大的帮助,可以达到事半功倍的效果。

　　早期教育效率最高的年龄段如下:

　　生后 6 个月是婴儿添加辅食,学习咀嚼的关键年龄,过了这个关键年龄,婴儿就可能拒绝咀嚼,从口中吐出食物。

　　1 岁是分辨多少、大小的开始。

　　2~3 岁是学习口头语言的第一个关键年龄,也是计数发展的关键年龄。

2岁半~3岁是教孩子日常行为的关键年龄,应使其形成良好的卫生习惯和遵守作息时间的习惯。

4岁以前是形象视觉发展的关键时期。

4~5岁是学习书面语言的关键时期。

5岁左右是掌握数字概念的关键时期,也是儿童口头语言发展的第二个关键时期。

5~6岁是掌握语言词汇能力的关键时期。

61.性格发育的五个关键阶段

性格是一个人个性心理特征的重要方面,性格并非由先天决定,而是在后天的生活环境中形成的。但一个人的性格形成后,就相对稳定,成年后很难改变。

根据Erikson的心理社会发展阶段理论,成年前性格发育有五个阶段,各有其特定的发展任务。如果能成功地完成各阶段的发展任务则有利于形成积极的品质,反之则形成消极的品质。

(1)婴儿期:此期的生理需要(如吃、抱等)应得到及时的满足,使他产生信任感;相反,如果婴儿的需要得不到满足,婴儿就易产生对人和社会的一种不信任感。

(2)幼儿期:学会说话、独立行走、自己进食,产生一种自主感。如果家长对小儿的行为限制过多、批评过多或者惩罚过多,易使小儿产生一种羞耻感或自卑感。

(3)学龄前期:运动、言语、能力发展较快,具有一定的独立性、主动性,如果家长经常嘲笑儿童的活动,儿童

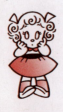

就会对自己的活动产生内疚感。

（4）学龄期：在学习方面经常得到别人的表扬，会变得越来越勤奋上进。反之，如果学习上遭到失败，受到批评，则易形成厌学、自卑感。

（5）青春期：生理发育成熟，心理适应能力有很大发展，有明确的身份意识及未来目标。如果在感情问题、伙伴关系、职业选择、道德价值等问题上处理不当，则易产生身份紊乱。

62.父母的态度与孩子性格的关系

婴幼儿的性格尚未定型，与后来的教育培养有很大关系，特别是父母对孩子的态度可以影响小儿的性格(表4)。

表4　父母态度与孩子性格的关系

父母的态度	小儿的性格
自主的	独立,大胆,机灵,善于与别人交往、协作,有分析思考能力
过于严厉经常打骂	顽固,冷酷无情,倔强或缺乏自信心及自尊心
溺爱	任性,缺乏独立性,情绪不稳定,骄傲
过于保护	被动,依赖,沉默,缺乏社交能力
父母意见分歧	警惕性高,两面讨好,易说谎,投机取巧
支配性	顺从,依赖,缺乏独立性

63.儿童的气质分型

所谓气质指的是一个人的"脾气"。气质是天赋的,但可因环境影响或教育训练使之发生一定的改变。在幼儿早期教育中,我们要注意使气质的优点得到发扬,弱点得到克服。那么,气质是如何分型的呢?

古希腊名医波克拉底以人体内四种体液的不同比例,将人的气质分为以下四型。

(1)多血质:热情、活泼、好动、敏捷、爱交际和适应性强,具有外向性,但做事不踏实,兴趣易转移和注意力易分散。

(2)黏液质:安静、稳重、坚毅、不急躁,善于忍耐,具有内向性,但反应缓慢,不够灵活,沉默寡言,情绪不易外露。

(3)胆汁质:勇敢、直率、热情、精力旺盛,富有进取心,具有外向性,但情绪不稳,易冲动,较暴躁。

(4)抑郁质:守纪律,富于想象,情感体验深刻,具有内向性,但孤僻、怯懦、缺乏自信。

在实际生活中,单独具有以上四种类型中的某一种特点的是少数,而更多的是混合型。

64.造成儿童学习困难的因素

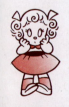

儿童学习困难不是一个独立的疾病,而是一组以学

ERTONG BAOJIAN XIAOSHOUCE

业成绩低下为主要表现的症候群，分为广义和狭义两大类。广义的学习困难，也称普遍性学习困难；狭义的学习困难，也称特殊技能发育障碍，主要包括特殊的阅读困难、拼写困难、计算困难等。

其主要的因素有：

（1）生物学因素。①遗传：部分染色体疾病、遗传代谢病可引起学习困难，一般有阳性家族史。②妊娠：在胎儿期因缺血、缺锌等因素，也可导致儿童学习困难。③疾病：在婴幼儿期长期患病，营养不良，贫血，可使孩子发生学习困难。

（2）心理因素。小儿对自身期望值过高，学校、父母对儿童要求过高、过低或相矛盾，可造成儿童心理异常、焦虑不安，产生紧张情绪，损害儿童正常的学习兴趣，导致学业失败。

（3）环境因素。①家庭：家庭气氛不良和紧张以及负性生活事件过多，一味地专制管教或放任自流，均可影响儿童的正常学习。②社会：交友不慎，置身于不良团伙，消极的人生观、价值观的影响，无疑对儿童的学习影响甚大。

65.儿童学习困难应如何治疗

学习困难的治疗以训练和心理行为治疗为主，辅以其他各种形式的综合治疗。有原因可循的，去除病因是最根本的治疗。

训练主要通过特殊的方式，提高孩子这方面的能力，如通过打排球、跳绳增强运动能力,通过顺背倒背数字增强听知觉能力,通过在文章中找错别字或对各种图形的识别和临摹增强视知觉能力,通过各种诵读训练增强语言、阅读能力。

支持性的心理治疗、咨询、各种操作性的行为治疗,适用于有各种心理行为异常的儿童及家庭。

对于合并有明显情绪障碍的儿童,可考虑使用抗焦虑、抗抑郁药物。有明显多动者,可酌情应用精神兴奋剂,但药物的使用,须在专科医师的指导下进行。

66.如何培养孩子的注意力

当人们的心理活动集中于一定的人或物时,就是注意力。注意力的培养和发展是学习的第一步。

注意分无意注意和有意注意。前者是自然发生的,后者为自觉的有目的的注意。幼儿注意的稳定性较差,注意容易转移。据研究,5~7岁小儿能集中注意时间为15分钟左右,7~10岁为20分钟左右,10~12岁为25分钟左右,12岁后为30分钟。

家长应根据孩子注意力的特点,加强注意目的性的教育,排除外来干扰,创造良好的学习、生活环境,善于在日常生活中提高孩子的注意力。还可以与孩子一起通过玩游戏来增进孩子的有意注意力。

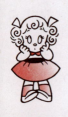

67.如何丰富孩子的想象力

幼儿在日常生活中接触和认识的事物多了,能利用自己认识的事物在脑子里创造出新的形象来，这种能力就是想象力。

想象力是人类智慧中的钻石,是人类文明进步的原动力,是现代科技人才不可缺少的能力。想象力决定了一个人的作文能力和语言表达能力。所谓"落笔生辉"、"口若悬河",都依赖于丰富的想象力。那么,如何丰富孩子的想象力呢?

首先,要爱护和重视孩子的想象力,要扩大幼儿眼界,丰富他们的生活经验和感性知识。其次,让孩子多接触大自然和生活,使他们的头脑中充满各种各样的形象,激发他们的好奇心,鼓励他们敢想、多想,通过玩游戏、绘画、做手工、做模型、续讲故事、看节目、写作、朗诵、听音乐等活动,来诱导和激发孩子的想象力。

68.如何培养孩子的思维能力

思维是人类智能活动的核心,是借助语言实现的,属认识的高级阶段。思维有具体形象思维和抽象概括的逻辑思维。婴儿期思维以直觉行动性思维为主导,例如玩小摇铃游戏,当小摇铃拿走了,游戏也就停止了。幼儿期以具体形象性思维为主,如计算 3+4=7 时,必须依靠头脑中的实物表象或数手指计算出来。随着年龄的增大,逐步学会了综合、分析、分类、比较、抽象等思维方式,此时才有独立思考的能力。

　　儿童思维能力的高低很大程度上取决于开发、训练和培养,应从思维的敏捷性、深刻性、广阔性和独创性等方面来培养。扩大幼儿接触事物、认识事物的范围,培养儿童对语言的理解、表达能力。经常对幼儿提出启发性的问题,鼓励幼儿多看、多想、多问。

69.怎样提高孩子的记忆力

　　记忆是复杂的心理过程,包括识记、保持事物在大脑中留下的痕迹及回忆。婴儿5~6个月时能再认妈妈,1岁时能再认10天前的事物,3岁时可再认几个月以前的事,4岁时可再认1年以前的事,4岁以后可再认更久以前的事。一般来说,人们对童年生活的回忆只能回忆到4~5岁。

　　婴幼儿的记忆特点为:记得快、忘得快、内容少。小儿的记忆以机械记忆为主,随着理解能力的加强,有意义的逻辑记忆不断发展。只有有意记忆和逻辑记忆的结合才能记住大量的内容。

　　怎样才能提高孩子的记忆力呢?一是应培养他们有意识地记住一些有用的东西,要明确识记的目的性和增强识记的积极性,逐渐养成良好的记忆习惯。二是培养孩子在积极的思维过程中识记材料。弄懂理解了就容易记忆,弄不懂的即使暂时死记住,也容易忘记。三是要采取多种方法,通过游戏活动,让幼儿眼看、耳听、口说、手摸、脑想,尽可能同时进行,帮助记忆。四是要采取多次重复、经常复习的办法,可提高记忆力 70%~80%。

70.怎样培养孩子的语言能力

语言是智力发展的基础,凡是语言发育好的孩子,对事物的接受能力明显超过其他的孩子。而小儿说话的早晚是与父母的教育、关注分不开的,独生子女要比生长在多子女大家庭中的孩子说话早。女孩说话比男孩说话早。会说 50 个词的平均年龄,女孩为 18 个月,男孩为 22 个月。

2 岁左右的孩子对语言最敏感,学习说话的积极性很高。大人要鼓励和诱导孩子用语言表达自己的愿望,应让孩子接受到正确的语言,而不是婴儿语。在生活中多和他做语言游戏,例如说出动物的名字,物品的用途,有趣的事物;多给他念他喜爱的图书;学唱儿歌、英语歌,看画片,讲故事等,这些是很好的训练方法。若此时孩子出现结巴,不要太介意,会自愈的。

71.怎样培养孩子的观察力

对孩子来说,观察力是其认识周围世界的金钥匙。要通过训练,培养孩子观察的目的性、顺序性、条理性和敏锐性。那么,怎样培养孩子的观察力呢?

要经常带孩子到大自然中去多听、多看、多闻、多摸,多启发孩子认识自然景物和各种动植物,提示孩子细心观察,了解事物发生、发展的过程。

在幼儿观察事物的时候,要告诉他各种事物的名称,并教他记住这些事物的名称和特征。比如,教孩子观察蝌蚪是如何变成青蛙的,"先是长出两条前腿,再长出两条后腿,然后尾巴逐渐消失,就变成一只小青蛙了"。

72.如何培养幼儿意志品质

培养坚强的意志品质,必须从幼儿日常生活的细小事件做起,可通过游戏活动,培养孩子的自制能力,独立性和责任感。让孩子做些力所能及的事情。要求孩子按时完成的任务,一定要如期完成。当孩子在日常生活中遇到困难时,要给予鼓励和指导,培养孩子独自克服困难的信心和习惯。应该有意识地让孩子多经受几次失败的磨练,不必担心,不必心疼,只要善于启发,在必要时帮他一把,他一定能学会在逆境中战胜自我、完善自我,就能坦然面对失败与挫折,使变得更坚毅、更坚强。

(陈晓音)

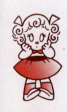

第五部分 预防接种篇

73.儿童为什么要进行预防接种

　　预防接种也就是一般说的打预防针，目的在于预防控制和消灭各种传染性疾病，是保护儿童身体健康的一种安全有效的方法。它通过对正常人体注射一定数量的疫苗或菌苗等抗原物质，使人体产生大量相应的免疫抗体，以抵抗该病菌的入侵和毒害。例如：风疹疫苗的应用。风疹是一种风疹病毒引起的，小儿常见的出疹性疾病。孕妇在怀孕早期感染风疹病毒，可经过胎盘而引起胎儿感染，使胎儿器官发育推迟或终止，进而发生畸形或引起神经系统改变。所以，应及时接种各种疫苗，以确保一代又一代儿童的健康。接种对象为所有小儿，对风疹病毒无免疫力的青年妇女应争取在育龄前接种。

74.哪些情况小孩不能进行预防接种

　　打预防针或口服疫苗对人体来说毕竟是一种外来刺激，其药物会引起人体各种不同程度的局部或全身反应，如有些患有严重疾病的人,打了预防针,往往会加重原来的疾病,甚至会引起休克和死亡。因此,如有以下情况的就不宜或缓打预防针:

(1)发热或正在患感冒的病儿;

(2)患急性传染病或正处在恢复期的病儿;

(3)患有严重的心脏病、血管硬化和高血压的病儿;

(4)患有精神分裂症、癫痫或有惊厥史和脑炎后遗症的病儿;

(5)有过敏性体质的如支气管哮喘、荨麻疹、湿疹严重者;

(6)急性肾炎和慢性肾脏病变;

(7)肺结核活动期;

(8)糖尿病、甲亢、严重胃病,特别是胃溃疡等病儿;

另有腹泻或呕吐症状时及身体不适,也宜暂缓打预防针。

75.预防接种的反应及其处理

预防接种制剂即生物制品,在接种后一般都会引起不同程度的局部或全身反应,可分为正常反应和异常反应两种。

(1)正常反应有局部反应和全身反应。局部反应:接种疫苗后12~24小时,局部发生红肿、热痛,红晕直径在2.5厘米以下为弱反应;2.6~5厘米为中等反应;5厘米以上为强反应。个别强反应者可引起局部淋巴结肿痛,

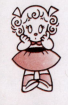

较重者可用热毛巾热敷,每日数次,每次 10~15 分钟,但卡介苗接种后的局部反应严禁热敷。前两者反应较轻无需特殊处理。卡介苗接种后局部溃破时可涂用异烟肼粉,用消毒纱布包扎,同时口服异烟肼。少数接种麻疹疫苗后 6~12 天,出现一过性皮疹,可有发热。全身反应:接种后部分人表现为发热,体温在 37.5℃左右为弱反应,37.6~38.5℃为中等反应,超过 38.6℃为强反应。个别人会有头晕、呕吐、腹泻、乏力及全身不适,一般无须任何处理,注意适当休息,多饮开水,注意保暖;高热头痛者给解热镇痛剂,较重者可对症处理,适当输液;个别高热不退有其他并发症者立即送医院观察治疗。

(2)异常反应。一般少见,主要是晕厥,多发生在空腹、精神紧张状态下。一旦发生晕厥,应让儿童立即平卧,保持安静,予以口服热开水或糖开水,短时内可恢复正常。如持续几分钟后仍不恢复者,可针刺人中穴,也可皮下注射 1:1000 肾上腺素,进行治疗。

76.预防接种前后应注意些什么

(1)接种前几天,注意观察孩子有否发热、湿疹、哮喘等疾病,有否精神不振、身体不适等。一般 3 天内有上述情况者不宜接种。

(2)接种前,将孩子的胳膊洗干净,以免引起局部皮肤感染。

(3)对懂事的孩子进行说服工作,消除孩子的恐惧紧张心理,以防晕针。

（4）接种后,如局部红肿较重,家长可用干净毛巾热敷 10~15 分钟,如红肿引起局部皮肤感染时,请医生处理。

（5）接种后,如出现体温升高,可多喝白开水,吃清淡易消化的食物,以流质、半流质食物为好;如体温超过38.5℃,不可盲目服用退热药,应到医生处检查,以免引起其他并发症。

（6）接种后几小时到几天内,少数孩子可能产生皮疹,可以服抗过敏药物,皮疹就会消退。

（7）口服脊髓灰质炎糖丸后,半小时内不能喝热水。

（8）接种期间切忌食冷饮、辛辣等刺激性食物及进行剧烈的运动。

77.目前有哪些常用的预防接种疫苗

接种卡介苗预防肺结核;乙肝疫苗预防乙型肝炎;口服脊髓灰质炎糖丸预防小儿麻痹症;接种百白破混合制剂,预防百日咳、白喉、破伤风疾病;接种麻疹疫苗预防麻疹;接种甲肝疫苗预防甲肝;接种乙脑疫苗预防乙型脑炎;接种流脑菌苗预防流行性脑膜炎;接种风疹疫苗预防风疹;接种流感疫苗预防某型流行性感冒;接种狂犬疫苗预防狂犬病;接种腮腺炎疫苗预防腮腺炎。另外,还有水痘疫苗预防水痘,以及有预防禽流感的疫苗等。

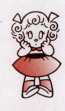

78.儿童计划免疫的程序是怎样的

儿童计划免疫的程序,见表5。

表5　儿童计划免疫程序

免疫起始月(年)龄	疫 苗 种 类
出生	卡介苗、乙肝疫苗第一针
1月龄	乙肝疫苗第二针
2月龄	脊髓灰质炎疫苗第一次
3月龄	脊髓灰质炎疫苗第二次,百白破疫苗第一针
4月龄	脊髓灰质炎疫苗第三次,百白破疫苗第二针
5月龄	百白破疫苗第三针
6月龄	乙肝疫苗第三针
8月龄	麻疹疫苗
1.5~2岁	百白破疫苗、脊髓灰质炎疫苗
4岁	脊髓灰质炎疫苗
7岁	麻疹疫苗、百白破疫苗

第六部分　疾病防治篇

79.幼儿为什么常生病

当孩子出生后6个月内，有母体中带来的免疫球蛋白，可以抵御细菌、病毒的侵袭，故很少生病。而6个月后母体中带来的免疫球蛋白逐渐用完了，孩子自己体内生产的免疫球蛋白"工厂"（免疫防御系统）刚开始"筹建"，直至5岁左右"工厂"才能"建成投产"。所以5岁以前是小儿免疫球蛋白缺乏时期，抵抗力差，极容易患感冒、腹泻、肺炎等各种感染性疾病。

所以在1岁以内婴儿，我们可以尽量延长母乳喂养时间，注意儿童营养平衡，加强体格锻炼，增强体质。

80.宝宝为什么易脱肛、肠套叠

小儿直肠肌肉因尚未发育健全，固定性较差，如有便秘、腹泻、剧烈咳嗽时易使直肠脱垂而引起脱肛。

小儿肠子相对较长，超过自己身长6倍（成人仅4倍），而肠系膜柔弱，固定性较差，当小儿辅食添加过早或

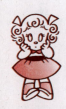

吃得过多致消化不良，易引起肠套叠、肠扭转。

故平时要给4~6个月的宝宝吃一些果汁菜泥，防止便秘。添加辅食不可过早，要循序渐进，不可过快、过多，以防止上述疾病的发生。

81.尿路感染为什么多发于女孩

尿路感染包括上泌尿道的肾盂肾炎和下泌尿道的膀胱炎及尿道炎，统称为泌尿道感染。

上泌尿道感染时以发热、寒颤、腰痛、肾区叩击痛症状突出；下泌尿道感染时则以尿频、尿急、尿痛等膀胱及尿道刺激症状为主，尿有强烈臭味，可突然出现遗尿。

本病占泌尿系统疾病患儿的第三位，而女孩的发病率约为男孩的3~4倍，这是因为女孩的尿道较短，接近肛门，而肾盂和输尿管则比较宽，所以容易引起尿路感染。

因此，在平时应经常清洗，保持会阴部清洁，清洁时要从前面往后面洗。尽可能早地穿满裆裤，培养良好的排尿习惯。这是预防尿路感染的好办法。

82.儿童营养不良的原因是什么，如何防治

儿童的营养状况是衡量儿童健康水平的重要指标。由于蛋白质——热能摄入不足或消化吸收、利用障碍，使人体长期处于饥饿或半饥饿状态，严重危害儿童的身心健康。其主要原因是婴儿出生时即无母乳或母乳不足，而

又未能合理地科学地进行人工喂养，如食用配方奶配制过稀，摄入量不足。因此婴儿在 4 个月后应及时添加富含营养的辅助食品。由于有些家庭经济状况较差，观念比较陈旧，添加的食品主要是米粥、面糊等，含蛋白质少，不能满足婴儿生长发育需要。婴儿的胃容量小，随着生长发育的迅速，对营养素的生理需要量较多，一旦摄入不足，易导致营养不良的发生。又者，小儿最易患呼吸道感染和腹泻，生病后小儿食欲下降，体内消耗增多，影响了各种营养素的消化吸收。另外，如肠寄生虫病、慢性传染性疾病、先天性畸形等造成食物吸收困难，也是引起营养不良的常见病因。还有一些家长缺乏营养保健知识，以营养补品、高糖、高能量食物当主食喂养，造成孩子食欲下降，营养不协调，营养缺乏。这是当前造成营养不良的主要原因。针对以上营养不良病因，首先要预防为主，对父母亲开展健康教育，大力提倡母乳喂养，及时添加辅助食品，确保小儿有充足的热能摄入。其次在饮食中多给小儿豆制品和蛋类摄入，定期测量身高、体重，以便及时发现营养不良，积极治疗疾病，增强小儿的抵抗力，使小儿健康地成长。

83.小儿佝偻病应如何预防

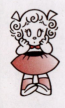

佝偻病也就是维生素 D 缺乏，是影响小儿健康成长的四大常见病之一。由于广告的误导，妈妈们总以为佝偻病是缺钙引起的，总是给小儿大量补钙，结果适得其反。

在目前的经济条件状况下,小儿的食物中钙并不缺乏,主要原因是体内缺少维生素D,使钙不能充分吸收和利用,影响骨骼的生长发育,使抵抗力下降,容易并发肺炎、腹泻等疾病。因此,如何预防就很重要。预防措施主要有:①孕妇及乳母要注意营养搭配,饮食多样化,多做户外活动,婴儿也要户外活动,多晒太阳,日光中的紫外线直接照射皮肤,能使皮内的某些物质转变为维生素D_3,但如果隔着玻璃或穿戴不暴露皮肤而晒太阳是无效的。②多摄入含有维生素D的食物,如动物肝、牛奶、鱼子、蛋黄等。③小儿出生后两周即可每天服维生素D 400国际单位,至周岁。周岁后改服每日700国际单位。小儿2岁后可停服,夏、秋季节多晒太阳,冬季适当补维生素D。预防方法:一般在冬季给予维生素D 15万~20万国际单位一次口服,并多晒太阳,以促进钙的吸收,2岁后无须再服用维生素D。

84.小儿缺铁性贫血应如何防治

小儿缺铁性贫血是小儿的四大常见病之一,以6个月至3岁的婴幼儿发病率最高。本病会严重危害小儿健康,引起注意力不集中,较大儿童会出现头晕、眼花、记忆力下降、体重下降、生长发育迟缓等现象,所以应积极预防本病。防治关键是要向家长及有关人员宣传预防营养性缺铁性贫血的重要性。在每日膳食中应提供足够的铁,每餐应有鱼、肉、动物肝血等,饭后多吃新鲜水果,以促进铁的吸收,对婴儿期提供母乳喂养,小儿 4~6 个月后,及时添加含铁丰富的辅食及水果汁、蛋黄等,以促进铁的吸收。年长儿避免偏食、挑食、拒食,饮食要荤素搭配。荤菜中的瘦猪肉、牛肉、鸡、鸭、鱼类、动物肝和素菜中的大豆、苋菜、荠菜、黑木耳、海带含铁量都很丰富,可以作为饮食搭配的选择。饭后适当吃些新鲜水果,可对进餐时摄入的食物起到促进铁吸收的作用。预防感染性疾病及寄生虫病,按时进行健康检查,必要时做贫血普查以便及早发现缺铁性贫血患儿。对于小儿缺铁性贫血的治疗原则为去除病因和给予补铁剂,常用的有硫酸亚铁制剂,每次为元素铁 1~2 毫克/千克,每日 3 次,在两餐之间服用,有利于吸收。一般口服铁剂后 3~4 周内可纠正贫血,再继服补铁药 1~3 个月,以巩固疗效。

85.小儿锌缺乏有什么症状,如何预防

锌是人体中不可缺少的微量元素之一,起着重要的生理功能。小儿的生长发育、生殖器官发育、皮肤发育以及免疫功能加强都需要锌元素的参与。如体内长期缺乏锌元素,易引起食欲减退、生长迟缓、异食癖(喜欢吃泥土、墙灰等)、皮肤炎症和复发性口腔溃疡,以及并发感染性疾病等;严重者可影响脑发育,致智能发育迟缓;锌缺乏还可能引起胎儿发育不良、早产或出生低体重儿。所以预防锌缺乏,早期要重视孕期、哺乳期营养,提倡母乳喂养,合理添加辅食。家长教育小儿要养成良好的饮食习

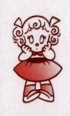

惯,不挑食,不偏食,平时多食含锌丰富的食物,如牡蛎、牛肝、豆类、花生、玉米、瘦肉、蛋黄等,必要时给予补锌剂治疗。

86.小儿铅中毒应如何预防

铅污染的来源非常广泛,也是影响小儿健康成长的危险因素之一。铅中毒在神经系统表现方面,可引起注意力不集中、记忆力下降、智力下降、听觉下降。病期较长的患儿会出现贫血,面容呈灰色,伴有气促、乏力等;还可造成免疫功能下降,生长发育迟缓等。有效地控制儿童期铅中毒的当务之急是懂得如何预防。首先,要经常洗手,可以洗去附着在手上的铅,勤剪指甲,经常打扫卫生,清洗玩具、文具、家具等;远离马路,以免吸入汽车尾气;教育小儿少吃爆米花、皮蛋等铅含量较多的食品;不要吮指,不咬铅笔;新装潢的居室应经常开窗通风;清晨打开自来水龙头时将前一段水流掉;在工作中有铅污染的人员切勿将工作服穿回家。对于铅中毒的小儿应到正规医院做驱铅治疗,使铅含量达到安全水平。

87.小儿单纯性肥胖症应如何防治

单纯性肥胖症是摄入热能超过消耗的热能,也就是过度营养、运动不足及不良生活方式所致的肥胖,与成人肥胖症、高血压、冠心病、糖尿病等发生有一定的关系。所以小儿单纯性肥胖症是新世纪儿童严重的健康问题,故全社会应加以重视,及时预防。在早期,母亲避免体重增长过多,以防胎儿体重过大,大力提倡母乳喂养,婴儿4~5个月前无需添加固体食物,大小儿少吃高脂快餐、甜食、油炸食品、高糖饮料、膨化食品、冷饮、巧克力等。切忌暴饮暴食,重荤轻素。平时改变不合理的生活方式、饮食习惯、膳食结构等,多吃"绿色食品"、瘦肉、鱼、海产品、蛋类、乳类、豆制品、蔬菜和低糖水果等,使儿童全面地健康发育。

88.小儿肺炎应如何预防

小儿肺炎属于严重的急性呼吸道感染,是儿童时期四大常见病之一,对小儿生命威胁最大,是婴幼儿死亡的第一位原因。小儿肺炎多发于5岁以下儿童,但6个月以内的婴儿患肺炎的死亡率较高。小儿的支气管肺炎最常见,大多由急性上呼吸道感染或支气管炎向下蔓延所致,主要表现为发热、咳嗽和气急、精神不振,重症肺炎还可引起脑缺氧,可发生心力衰竭、中毒性脑病等严重并发症,导致小儿死亡。所以家长平时对待小儿的感冒不能掉以轻心,也不要滥用抗生素,对于1岁以内的小儿出现呼吸急促、烦躁不安、不喝牛奶、鼻翼煽动应及时请专业医生诊治,以免贻误病情。对大小儿应加强体育锻炼,增强抵抗疾病的能力,饮食上注意科学的营养搭配,多吃含维生素A丰富的食物,如橘子和深绿色叶菜等。房间内经常

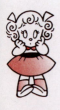

开窗通风,避免小儿被动吸烟(被动吸烟是小儿肺炎的高危因素)。家长不要带小儿去人口密集的公共场所,避免接触感冒病人,根据天气的变化及时增减衣服。同时,亦要提高家长自身的素质,充分认识肺炎的危害性。

89.如何对待小儿的支气管哮喘

支气管哮喘是小儿常见的呼吸道过敏性疾病,是3~5岁小儿容易患的一种疾病。由于吸入空气中的花粉、灰尘、毛屑等物质加上小儿本身的过敏体质而引起支气管痉挛,轻则肺部出现哮鸣音,重则造成呼吸困难,一般经过治疗可得到缓解或自行恢复。哮喘发作时,可让孩子靠在床头,背部垫高,让孩子处于半坐半卧姿势,以保持呼吸道通畅,尽量咳出分泌物,并给予缓解哮喘的药物或喷雾,如哮喘缓解,应进行预防哮喘发作的处理。如经过上述处理仍不能缓解哮喘,还是应该送患儿到医院就诊。

对于哮喘的预防,可以从以下几方面着手:

(1)4个月以内的婴儿应提倡母乳喂养,因母乳营养丰富易消化吸收,含有免疫物质,可增强抵抗力。

(2)不要给小儿穿过于紧身的衣服,以免影响小儿的呼吸和小儿的运动;经常带小儿到户外活动,尤其是到阳光充足、空气清新的地方,但有过敏体质的小儿不要到花草丛中乱跑。

(3)创造良好的居住环境,经常打扫室内卫生,保持室内空气流通;禁止在室内吸烟及生炉子,以免小儿被动吸烟;对小儿要勤洗澡、勤换衣。

(4)积极锻炼身体,如游泳、爬山、跑步等,以增加抵抗疾病的能力。

90.宝宝腹泻的原因是什么

小儿腹泻的原因有感染性和非感染性两种。感染性腹泻有细菌感染和病毒感染,以病毒感染为多,如小儿秋冬季腹泻最常见的就是轮状病毒感染;非感染性腹泻就是常见的饮食不节制,腹部受凉,或多食生冷瓜果等引起,以2岁以下小儿发病最多。

腹泻时患儿不需要禁食,要坚持喂养母乳或易消化食物,腹泻恢复期应增加喂养的次数和量,以免造成营养不良和造成肠道菌群失调。对病毒性感染的腹泻,大部分药物是无效的。腹泻的真正危害在于体内的液体大量丢失,易造成脱水,所以应在医生的指导下合理地服补液盐,亦可家庭自制口服液体,如500毫升米汤加半瓶盖盐(啤酒瓶盖为标准),给患儿少量多次,当日服完。如出现严重脱水,眼窝凹陷,哭时无泪,尿少,发热,频繁呕吐,大便有脓血,短期内腹泻次数增多,应及时去医院治疗。

预防腹泻应从以下几方面做起:

(1)提倡母乳喂养,母亲喂奶前先清洗双手与乳头;人工喂养对奶嘴奶瓶要煮沸消毒。

(2)保持食物和饮水的清洁。

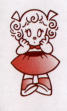

（3）饭前便后要用肥皂洗手，勤剪指甲，保证个人卫生。

（4）坚持完成小儿的计划免疫。

91.如何早期发现和预防脑瘫儿

　　脑瘫是脑性瘫痪的简称，是发生在产前或围产期由各种原因引起的导致儿童残疾的一种疾病，是由于大脑控制的肌肉运动失调而引起的身体一系列运动困难和异常的姿势，常伴有癫痫，智能迟缓，听力、语言、性格等行为障碍。如果及时发现可恢复运动功能，防止继发的功能障碍。家长主要观察小儿的自主运动，观察小儿的坐、站、走的姿势。具体表现：小儿出生后，过分地安静或尖叫，身体发软；3~4个月头颈松软不能抬头，头竖不直，不注意看人，逗时不笑；4个月两手仍紧握拳头；6~7个月不会翻身，手不抓物或仅局限于某一物体或某一侧；8~9个月，不会单独坐；12个月不会站或站立时背伸直，而足尖着地，有些小儿身体发硬，换尿布时很难将大腿分开；18~24个月不会走路，动作姿势异常，如身体角弓反张，两腿呈剪刀状，动作不灵活、不协调、不对称等；同时，语言发育迟，听力减弱等。

　　预防脑瘫应从各方面进行，首先避免不健康状态下怀孕。怀孕后，适当加强营养，避免烟酒，减少感染，不滥用药物，定期进行孕期检查，远离有害的环境。到正规的产科医院分娩，预防早产、颅内出血和宫内及出生后窒息，及时治疗新生儿期疾病，这样才能有效地预防脑瘫的发生。

92.小儿高热惊厥如何处理

高热惊厥，也就是小儿高热达到 39~40°C 后所引起的抽风，是小儿发热中少见的特殊情况，须及时予以止惊处理。如抽风时间过长，可引起呼吸衰竭而致死亡。一般抽风前小儿往往比较烦躁，时而发抖，有全身或局部肌肉抽动的先兆表现。当小儿抽风时，家长要保持安静，不能大声呼叫，不能摇晃病儿，这时应在病儿上下牙之间塞入缠上布的棒子，以免病儿咬破舌头和引起呼吸困难，再用拇指掐人中穴；同时，必须降退体温，松开病儿的衣裤，用75%酒精加相同量的温水，擦拭颈部、腋窝、大腿根部等部位，增加散热。没有酒精的也可用温水擦浴，方法与上面相同。病人抽风时，不可喂药喂水，以免呛入气管，并及时送医院。

93.小儿癫痫如何预防

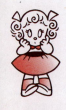

癫痫也就是"羊癫风"，是一种比较常见的发作性疾病，可表现为意识障碍、肌肉抽动、口吐白沫等。此病反复发作，对小儿的智力发育有一定的影响。那么癫痫是如何引起的呢？病因很复杂，有原因不明或有遗传因素，有先天性脑发育畸形，脑性瘫痪，新生儿窒息，颅内出血，脑炎和颅内肿瘤，也可有心、肺、肾疾病引起的缺氧性损害，以及某些药物、食物及金属物中毒等引起。癫痫病除了以上表现外，有的小儿亦可表现为一阵阵呆愣，有的表现很安静或两眼凝视、上翻，吃饭时米粒会掉落；还表现为不认父母，撕衣转圈，毫无目的地奔跑、行走等。婴儿表现为头及躯干前屈，四肢部分肌肉突然抽动，历时 1~2 秒。作为家长来说，对小儿的平时举动，都要引起注意，及时去医院做脑电图检查，以确诊是否为癫痫。因此为了预防癫痫，首先应加强早期保健，预防早产以及产时缺氧及颅内出血，及时治疗营养缺乏性癫痫病，避免乱服药物，以及避免金属、毒素等中毒。如疑似癫痫，家长务必带小儿去正规医院请专科医生诊治。

94.什么是儿童孤独症

　　儿童孤独症又称"自闭症"，是儿童时期的一种精神发育障碍。主要表现为：①小儿与父母无亲近表现，缺乏眼神的交流，对人际交往缺乏兴趣，常常孤僻离群，对亲人和陌生人不理；②语言能力低，语言单调，交流障碍，不会叫爸、妈，但听力正常；③兴趣狭窄，行为刻板和僵硬，喜欢吃同样的菜、穿同样的衣服，对某种东西非常依恋，如绳子、铁块等，并且有奇怪的动作，如转圈、咬手指等；④对外界的刺激表现迟钝，如受伤无痛觉反应，而对某些声响,如汽笛声、哨子声,则表现为烦躁不安,对父母亲的叫唤声,听而不闻等;⑤患儿的智力水平明显下降,对某些机械记忆、计数、背诵等有特异功能,还有的患儿精力过剩,注意力不集中等。总之,对于孤独症的病因至今仍不明确。作为家长来说,平时多注意观察小儿各项活动、各种行为,是否与其他同龄小儿一样;如有异样,及时请有经验的儿科医生诊治,以便早日干预。

95.什么是儿童多动症

多动症也就是注意力不足症。多动症是一个综合征,所以原因很复杂,目前尚未找出单一的决定性的因素。表现为与其年龄不相称的、明显的注意力涣散,活动过多,任性冲动和学习困难等特征。

主要发病因素有:遗传因素,还有出生前脑有轻微的损伤,脑炎急性期过后,不少患儿出现脑炎后行为障碍。铅中毒、父母不和、家庭气氛不融洽、学习压力过重等均可导致多动症。具体表现在以下几方面:

(1)活动过度,显得格外好动,需要静坐的场合难以静坐,上课时手脚不停地动,小动作很多,精力充沛,不知疲倦,对动作失去控制,总是静不下心来。

(2)注意力不集中,容易受外界的干扰,注意力难以保持集中,因而直接影响了学习。

(3)冲动性:做事无头绪,有始无终,经常一件事情未做完又想着另一件事情,作业不完成,做事冲动任性,不

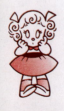

考虑后果。

多动症的治疗除包括行为治疗和药物控制外，还需要老师家长多方面配合，才能达到最好的效果。

96.小儿尿床是怎么回事

小儿出生之后，身体各方面，包括大脑神经都在迅速地发育，一般到了1岁半左右便会表示大小便，2岁半时自己能逐渐控制大小便，而在夜间仍有无意识的排尿。若小儿长到了3岁以后还经常发生无意识的排尿或5岁以后在睡梦中反复发生不由自主的排尿，醒后才知，形成习惯，就应视为病态，也就是"尿床"，即小儿"遗尿症"。

小儿遗尿绝大部分是功能性的，与排尿自控功能的发育尚未成熟等有关，有些是训练方法过于粗暴，使小儿对排尿产生恐惧、紧张，也有的是睡前喝水太多、兴奋过度所致。得了遗尿症，作为家长来说不能讥笑或责骂，否则会增加小儿的紧张和恐惧，反而加重病情，应该采取教育，尽量嘱小儿临睡前排尿、少喝水，不要过度兴奋。掌握患儿经常遗尿的钟点，用闹钟在指定的时间内唤醒小儿，使其在完全清醒的情况下排尿。只要坚持一段时间，就会形成条件反射，纠正遗尿的习惯。有些患儿通过以上训练后仍经常反复尿床，应进行药物治疗，以及针灸治疗，一般都采用综合性治疗。只要树立患儿的信心，尿床是可以治愈的。

97.小儿麻疹家庭护理应注意些什么

　　麻疹俗称为"厝儿"，是麻疹病毒引起的急性出疹性呼吸道传染病，有极强的传染性。

　　麻疹起病较急，以发热、咳嗽、流涕、咽部充血、结膜炎、两眼泪汪汪、口腔出现黏膜斑及全身斑丘疹，疹退后表皮有糠麸样脱屑，并留有色素沉着为其特征。如麻疹护理得当，一般7~10天可痊愈，如护理不当，就会并发其他疾病，如麻疹、肺炎、脑炎等，对患儿来说，情况就很危险。良好的护理是保证麻疹患儿康复的重要条件，所谓"三分治疗，七分护理"。以下是麻疹护理的方法，请家长注意。

　　麻疹传染性很强，注意隔离患儿，使患儿能安静卧床休息，保持室内空气湿润、流通，但应避免直接吹风。冬天要注意保暖，但也不可捂得过多，以免出汗过多引起虚脱或高热抽风。要多喝水，给予易消化有营养的饮食，出疹期饮食要清淡，可给流质或半流质如米汤、藕粉、果汁等，出疹后可给面条、鱼泥、肉末、牛奶等；恢复期应适当添加营养丰富的食物，避免生冷及刺激性的食物。避免强光照射患儿的眼睛，如眼分泌物较多，可用生理盐水或用温开水冲洗，保持口腔、皮肤的清洁，经常换洗衣物。麻疹并发肺炎或有其他并发病者应及时住院治疗，凡接种过麻疹减毒活疫苗的小儿，都可有效地预防麻疹。

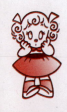

98.小儿"猪头风"是怎么回事

　　流行性腮腺炎,俗称"猪头风",是由腮腺炎病毒引起的小儿常见的急性呼吸道传染病,一年四季均可发病,但以冬春两季为高发期。病毒主要存在于患儿的唾液和鼻咽部的分泌物中,通过空气中飞沫、唾液污染的食具、物品等传播,以 5~15 岁学龄儿童为多见。患儿初期症状有发热、头痛、嗜睡及呕吐等,以后腮腺开始肿大,以耳垂为中心,肿胀边缘不清,可以单侧或双侧腮部肿胀,表面皮肤不红肿,压之有酸痛的感觉,张口或吃酸物时疼痛明显。除抗病毒治疗外,另用青黛粉醋调后外涂于肿大的腮部,每日数次;多休息,多喝水,饮食以流汁、软食为主,7~12 天症状随之消失。本病轻症居多,但对高热及出现并发症者(并发胰腺炎、脑炎),男孩可并发睾丸炎,影响生育,应及时去医院请医师进一步诊治。

99.小儿也会得胃炎吗

　　以往人们总认为胃病是成年人才会有的疾病,因为小儿胃病不像成人那样有嗳气、泛酸、胃胀等典型症状。只知道肚痛,但又不能准确地表达痛的部位及痛的性质,大多数被误诊为肠虫症、肠痉挛和胆蛔症等,有的甚至误诊为阑尾炎。那么小儿怎么会得胃炎呢?病因就是不良的饮食习惯,吃饭不定时或暴饮暴食,或只吃零食,不吃正餐,有的饿着肚子去上学,久而久之,导致胃黏膜功能下降,以及幽门螺旋杆菌的侵袭,造成了胃黏膜充血、水肿、糜烂,而发展成为慢性浅表性胃炎。家长如发现小儿以下症状,就应提高警惕:①经常上腹部或脐周隐痛,服用止痛片无效;②食欲差,小儿不愿进食、厌食,或进食后腹泻,经常发生恶心、呕吐;③大便发黑,呈柏油样;④有胃病的家属史(因有胃病的家长与小儿共同进餐,极易将幽门螺旋杆菌传染给小儿,造成小儿胃炎)。所以,家长应对小儿的三餐予以重视。生活有节奏,饮食有规律,以防小儿得胃病。

100. 婴儿"奶癣"是怎么回事

"奶癣"是一种常见的病因复杂的过敏性皮肤病,医学上称为婴儿湿疹,是小儿常见的皮肤病之一,容易反复发作,大多在出生后1~3个月发疹,6个月后逐渐减轻,一岁半以后大多数患儿逐渐自愈,并不留瘢痕。

患湿疹的婴儿大多为过敏性体质,对某些食物如鱼虾、牛奶及鸡蛋等容易引起过敏反应。有些婴儿的家庭人员中也有过敏性皮炎、哮喘或过敏性鼻炎等。也有护理不当,过多使用肥皂、衣物摩擦刺激或营养过剩诱发湿疹。婴儿得了湿疹,家长不必惊慌,只要平时注意观察,就能减轻或避免湿疹的发生。如果婴儿湿疹的发生与母乳有关,那么母亲就回顾一下,自己是否吃了容易过敏的食物,如鱼、虾、海产品以及刺激性食物等。这样,只要暂时停止食用这些过敏食物,就可达到预防湿疹的发生。对患

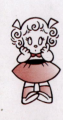

湿疹的婴儿,在饮食上避免过量,保持消化道的正常,衣着要柔软宽松,避免摩擦,注意皮肤护理,不可使用肥皂清洁患处皮肤,避免阳光直接照射皮肤。如皮肤出现红斑或丘疹,可用倍氯米松软膏外敷,每日二次;如患儿湿疹渗出脓水,发热,说明有继发感染,要去医院进一步治疗。

101.什么是小儿手足口病,如何防治

手足口病是一种肠道传染病,常发生在春秋季,多发生于10岁以下小儿,尤以婴幼儿最多见。患儿的唾液、分泌物及破损的疱疹里都有大量的肠道病毒,患儿接触过的一切物品都可染上病毒,在幼托机构易造成流行。主要表现为患儿发热,口腔咽喉疼痛,并伴流口水,手脚上出现红斑,继而红斑点就发展成疱疹。它很少发生在四肢上,口腔、嘴唇、舌、牙龈上等都会有零星的疹子发生,有的小儿不会语言表达,只表现拒食、烦躁不安、哭闹不停,症状严重不及时治疗,就会出现并发症,如心肌炎、脑炎等。如得了手足口病,大多数的病儿症状都较轻,经过综合治疗,多喝水、多休息,饮食清淡,不食刺激之食物,一般1周左右就能恢复正常。

家长也不能让病儿上幼儿园或上学,应将病儿在家中单独隔离,远离健康小儿,保持室内空气清新、流通,勤剪指甲,避免病儿抓破疱疹,以防感染,对于发热可给予退热剂,并选择中药汤剂治疗,一般经过1周左右的治疗,就能恢复正常,并且不留瘢痕。

第六部分 疾病防治篇

102.小儿水痘的护理

水痘是由水痘病毒引起的一种急性传染病，多见于2~6岁儿童，多发于春、冬两季，由患儿呼吸道接触传播，传染力很强。一旦被传染，初起有低热、咳嗽、流涕等类似感冒的症状，然后先在皮肤上出现小红点，迅即变成椭圆形、绿豆般大小的水痘，四周有红晕，有轻微痒感，水痘在3~4天后相继干涸结痂，但水痘皮疹分批陆续出现，在同一部位的皮肤上，可同时有斑丘疹、新鲜的水痘和已结痂的水痘，这就是水痘皮疹特有的特征。病程1~3周，如不继发感染，一般愈后不留痘疤。作为家长来说，小儿得了水痘该怎么办呢？首先是要将患儿单独隔离，至痘疹全部结痂为止，患儿的用具单独使用，用毕后煮沸消毒。

预防抓破水痘，引起感染，注意保持衣服的清洁卫生，空气流通，饮食清洁，避免刺激性食物。如抓破水痘局部感染，除外涂抗生素软膏外，还应选用敏感的抗生素治疗。但如果出现重症水痘，高热不退，皮疹呈出血性，就有并发肺炎、脑炎的可能，应及时去医院治疗。

103.怎样正确对待感冒患儿

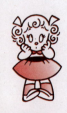

有些家长认为感冒是小毛病，不太重视，但若不注意休息，往往小毛病会变成大病，如并发肺炎、心肌炎等，所以作为家长来说，不能掉以轻心，应防患于未然。首先，对

于小儿的感冒，要注意多休息，不做剧烈运动；患儿居住的房间可用食醋熏蒸半小时，然后开窗，使空气流通；多饮水，饮食宜清淡、有营养、容易消化，不食刺激性食物；药物方面切忌用抗生素，因为感冒大多是由病毒引起的，抗生素是无效的。也有些家长，一发现小儿感冒发热，就盲目地用退热药，其实一般的发热，可刺激小儿的免疫机制。作为家长来说，重要的是注意观察小儿的精神状况：有否精神不振、厌食、拒食、烦躁、气急等情况。如发热超过39℃，应给予病儿服退热药，只要护理精心，感冒症状就会好转。但如果有并发症、高热持续不退、呕吐、惊厥或病儿胸闷、心悸等，就应立即去医院进一步治疗。

104.如何预防小儿肝炎

　　病毒性肝炎是严重影响小儿健康的一种常见传染病，如何预防就显得很重要。预防肝炎需要全社会，特别是学校、幼儿园以及家庭的共同努力，互相配合，认真切断每一个可能传播的途径。教育小儿做好个人卫生，养成饭前便后要洗手的习惯，不喝生水，不吃在小摊小贩处买的零食，不共用茶杯、餐具、牙刷等，不咬手指以免病从口入。学校、幼儿园要定期消毒门窗、墙壁、地面以及小儿易接触到的地方，小儿的餐具要经常煮沸消毒。家长带小儿去公共场所，要避免小儿用手乱摸，在外用餐要到卫生条件好的饭店去。平时加强小儿体质的锻炼，保证充足的睡眠时间。避免给小儿使用血制品，及时接种乙肝和甲肝疫

第六部分　疾病防治篇

ERTONG BAOJIAN XIAOSHOUCE

苗,这样全方面的注意,才能使小儿减少感染肝炎的机会。

105.被宠物咬伤后如何处理

随着人们生活水平的提高,家里养宠物的也越来越多。但宠物不管你如何宠它,毕竟是畜牲,到时兽性大发,咬你一口。如被咬伤后,应立即用大量肥皂水清洗,再用清水充分洗涤伤口,至少清洗半小时;如伤口较深,要对伤口的深部进行彻底清洗,然后用75%酒精消毒,继用浓碘酊涂擦;对于伤口的处理越早越好,但对伤口不宜包扎、缝合。开放性伤口应尽可能暴露,如伤口确需包扎、缝合,也应保证在伤口彻底清洗消毒后进行。咬伤严重的应在伤口周围及底部注射狂犬免疫血清,配合使用干扰素,以加强保护效果。

一般皮肤无流血的轻度抓伤,或破损皮肤被宠物舔舐过的,都必须到疾病预防部门去,正规地接种狂犬疫苗。一旦得了狂犬病,其病情是很严重的,很难救治,所以应该引起重视,积极预防。

106.小儿蛔虫病如何防治

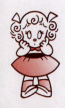

蛔虫病是人体最常见的寄生虫病之一,是儿童时期最多见的肠道寄生虫病,严重危害小儿的身体健康。由于

蛔虫病轻者可无症状，父母往往不引起重视，不考虑给小儿驱虫药物。但如果蛔虫过多时可扭结成团引起肠梗阻；蛔虫有游走钻孔的习性，易钻入胆管、阑尾或其他部位，引起炎症、穿孔等危重并发症。患有蛔虫病的小儿常有阵发性脐周腹痛、呕吐、消化不良、厌食、精神不佳、睡眠不安、磨牙和易惊等症状。得了蛔虫病，可给予服驱虫药治疗。目前，常用的有阿苯哒唑，又称丙硫唑，商品名称为肠虫清，用法为每天200毫克，睡前顿服，服药为1~2天，不需要忌口，只有轻微的胃肠道反应，少数患儿可出现腹痛和腹泻。2岁以内小儿慎用。

预防蛔虫症可以从以下方面做起：父母要教育小儿做好饮食卫生和个人卫生，不吸吮手指，不吃生冷和不洁的食物，饭前便后要洗手，勤剪指甲。做到每一年服用驱虫片一次，最好选择在秋季或冬季打虫，即可起到预防蛔虫病的作用。

107.小儿蛲虫病如何防治

蛲虫病是小儿常见的肠道寄生虫病之一，由蛲虫引起，以肛门和会阴瘙痒为特征。小儿常用手抓肛门等痒处，再用手拿东西吃，就病从口入；虫卵也可附着于内裤及被褥上，在翻动被褥时，随尘土飞扬散布到居室各处而污染食物。主要表现为肛门及会阴皮肤瘙痒，尤其在夜间可影响小儿睡眠，引起小儿哭闹不安、夜惊、磨牙等，有时可出现食欲下降、恶心、呕吐。蛲虫偶尔可侵入邻近器官，引起异位并发症,如感染泌尿生殖系统,引起尿道炎、阴道炎、输卵管炎以及消化系统的阑尾炎等。对得了蛲虫病的患儿,给予甲苯咪唑驱虫药,每日 100 毫克,连服 2~3 天;治愈率达 95%~100%;亦可外用蛲虫软膏,在每次大便后,清洗肛门处皮肤,将软膏涂于肛门周围,睡前再涂一次,有止痒和杀虫的作用。对于居室内的卫生,要采用湿式打扫法,玩具、衣被、用具、餐具要清洗消毒或在阳光下曝晒,注意个人卫生,饭前便后洗手,勤剪指甲。不吸吮手指,勤换内衣裤、被褥,以达到避免感染蛲虫病的目的。

108.小儿沙眼如何防治

沙眼是由衣原体引起的慢性传染性眼病,轻者无自觉症状,在活动期眼有干燥感、异物感、畏光、流泪、少量分泌物及视力疲劳,部分严重的并发角膜浅层浸润和血管侵入,引起角膜损害加重,导致视力障碍,乃至失明。治疗上以 0.5%硼酸金霉素眼药水滴眼,对并发症的患儿可采取手术治疗(或 0.1%利福平每日 4 次滴眼,连续 3~6 个月)。预防要点有:搞好个人卫生,养成不用手揉眼的习惯,做到流水、分巾洗脸,不共用脸盆、面巾,保持室内环境卫生干净,有充足的光照和良好的通风。

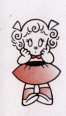

109.孩子弱视是怎么回事

弱视是指眼球经检查无器质性病变而矫正视力不能达到正常者，是儿童发育过程中的常见病，发病率约为2%~4%。

原因可分为：

(1)斜视性弱视。大脑皮层主动抑制由斜视眼上传的视觉功能，以解除斜视引起的不适，久之使斜视眼形成弱视。

(2)屈光参数性弱视。大脑皮层抑制由屈光不正引起的物象大小不等，久而久之发生弱视。

(3)形觉丧失性弱视。婴幼儿期角膜混浊，先天性白内障或睑下垂、瞳孔被遮挡，以致视功能障碍发生弱视。

(4)屈光不正性弱视。单眼或双眼高度屈光不正，而长期来未予以矫正，发生弱视。

(5)先天性弱视等。

对于弱视应早期诊断，及时治疗，因疗效与发病年龄治疗开始的年龄有关，最好在学龄前治疗，以达到提高视力，建立和恢复双眼视功能的目的。

110.如何预防近视眼的发生

随着电脑电视的普及，需要用眼去了解事物的地方越来越多，上课有多媒体，下课回到家里上网、看电视，稍不注意用眼卫生，极易患上近视眼。所以保护好孩子的视力，是每个老师及家长的共同责任。预防近视眼须从以下几方面注意：

（1）注意孩子读书写字的姿势，应做到"三个一"，即眼与书本距离一尺远，手离笔尖一寸远，身体离桌边一拳头远。切勿躺着或走路、坐车时看书。在正确的姿势下看书、写字时间一般以30分钟为宜，休息时可做眼保健操，消除眼的疲劳，或者向远方眺望。

（2）不要在强光直射下或弱光的地方阅读、写字。最好不采用日光灯，用柔和的白炽灯，光线应从左侧射来，以免遮光。

（3）看电视、玩电脑要有一定的节制，家长可制订一些限时计划，让孩子自觉执行。

（4）定期对孩子进行视力检查，发现视力下降者，应及早采取措施，予以矫正。

111.如何早期判断先天性髋关节脱位

先天性髋关节脱位是一种比较常见的畸形，是股骨头从髋臼内移出，此病多见于女孩，尤以左侧较多见。如不及早发现和治疗，年长后可造成患侧髋关节部位和腰部疼痛，严重者可跛足。引起本病的原因是髋关节松弛，周围软组织发育缺陷，造成髋关节脱位。假如家长仔细观察，在新生儿时就可发现，如双下肢大腿臀部、会阴部皮褶不对称，患侧皱折增多及上移(此症约在1/3正常新生

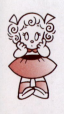

儿也可见到);患肢相对偏短,平卧时屈膝屈髋并腿时双肢关节不在一个平面上,患侧膝关节较健侧低,患侧腹股沟较深,股动脉触摸不清等。除以上检查外,家长还要多观察小孩,是否比同龄小孩走路较晚,两下肢是否有长短,走路的姿势有否跛形、鸭步等。如有怀疑,应及早去医院请医生检查。本病治疗的关键是发现得越早,治疗效果越好。针对不同的年龄,采取不同的方法,有手法和手术复位方法两种。

112.小儿先天性畸形矫治的最佳年龄

先天性畸形是指由于各种原因引起胎儿的发育障碍,导致机体形态和功能代谢的异常。作为家长来说,对于先天性畸形的小儿,不必过于担心,随着医疗水平的发展,只要把握好畸形矫正的最佳年龄,大部分畸形是能矫正的。

(1)舌系带短缩,又称结舌。影响患儿进食及发音不清,应在 1 岁内手术。

(2)唇裂:一般 6 个月至 1 岁修补。

(3)腭裂:2~3 个月后手术,术后进行语言训练。

(4)先天性肌性斜颈:是一侧胸锁乳突肌纤维变性、挛缩致颈部歪斜,头偏向患侧,下颌旋向健侧,在患侧的中下部可摸到一个无红肿热痛的枣子样大小的硬块。在 1 岁以内,宜用手法推拿矫正;在 1 岁以后,可用手术加以矫正,术后还需手法治疗,巩固 1~2 年。

（5）多指（趾）、并指（趾）：作 X 线摄片后,有骨组织的多指趾,手术在 1 岁之内进行。

（6）隐睾：1 岁以内观察；2 岁未降者,用绒毛膜促性腺激素治疗；无效者,3 岁内手术。

（7）先天性马蹄内翻足：新生儿、婴儿用手法疗法；严重的,1~6 岁用石膏矫正,手术可在 6 个月以后进行。

（8）脐疝：6 个月以内可用胶布粘贴法,6 个月以后则宜手术。

（9）鞘膜积液：多数婴儿 1 岁内消失；手术在 1~2 岁后进行。

（10）包茎：绝大多数会自行消失；严重畸形者在 4~5 岁时手术。

（11）尿道上裂：4~5 岁手术。尿道下裂：第一期矫正阴茎下弯,2 岁后手术；第二期作改良式手术,7 岁前进行。

（12）腹股沟疝：在腹股沟或阴囊内有一个带蒂柄的可复性肿块,出生 6 个月内可能自愈,手术宜在 6 个月以后进行。

（13）先天性巨结肠：新生儿即可进行手术。

（14）房间隔缺损：即心脏两个心房间有一个缺损,以致血液流向发生紊乱。手术宜在 4 岁后进行。

（15）室间隔缺损：心脏两个心室之间有一缺损,以致血液流向发生紊乱。手术宜在 2 岁后进行。

（16）动脉导管未闭：主动脉之间有一根管道,称为动脉导管,出生后未关闭。手术应在 1 岁以后进行。

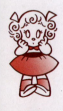

（17）法洛四联症：是指心脏同时存在肺动脉狭窄、室间隔缺损、主动脉骑跨和右心室肥厚，严重影响儿童的生命，宜在 3~5 岁手术矫正。

113.儿童性早熟是怎么回事

一般来说，凡女性于 8 岁前，男性于 9 岁前出现第二性征者可认为性早熟。性早熟有真性和假性两种。真性早熟中以特发性早熟较常见，主要表现为青春期提早，另外无其他特殊异常症状与体征；其次，则继发于下丘脑垂体病变、脑肿瘤、中枢神经系统感染或损伤等。假性早熟多由先天性肾上腺皮质增生或肾上腺肿瘤、性腺肿瘤等致患儿的外生殖器增大与年龄不相称，男孩无睾丸增大（肿瘤除外）；患儿或母亲怀孕时，服性激素类药物，亦可引起性早熟。现在有些家长，惟恐小儿营养不良，听信电视与报纸上的广告宣传，盲目地购买大量的营养液、补品。如参类、蜂王浆类，这些补品或多或少存在着激素。这些物质刺激小儿的性器官提早发育，使女孩乳房开始发育，甚至月经提早来临，男孩子则阴茎增粗，睾丸增大，提早出现胡须。这样不仅干扰了身体内各器官功能之间的协调平衡，还会导致一系列疾病的产生。作为家长，必须牢记顺其自然的原则，不能拔苗助长。如果是营养过度引起的性早熟，只要停服营养品，一般症状会慢慢消失，或者请有关内分泌医生找出病因，及时治疗。

114.儿童龋齿如何防治

龋齿俗名"蛀牙",是小儿时期的多发病,是牙齿硬组织被破坏,病变发展形成龋洞,并会并发牙髓炎和根尖周炎。如继发感染可形成病灶,引起或加重关节炎、心内膜炎和慢性肾炎等全身疾病。引起龋齿的原因最主要的是大量食用糖类食物,口腔内环境改变和机体的抗龋能力降低。

针对引起龋齿的原因,预防主要从以下方面做起:

(1)注意口腔卫生,养成早晚刷牙、饭后漱口及睡前不吃零食的习惯,不要让婴儿含着带有奶汁或果汁的奶瓶睡觉。

(2)控制饮食中的糖类,多吃粗粮,多吃新鲜蔬菜、水果和含维生素的食物。

(3)掌握正确的刷牙方法,采用上牙内外面从上往下刷,下牙内外面从下往上刷,咬𬌗面前后拉动着刷,时间一般3分钟。

(4)合理营养,增强牙齿的抗龋能力,平时多吃豆类、乳类、蛋类、芝麻、虾皮等含钙较多的食物。饭后适当饮用茶水或用茶叶水漱口,因茶叶含氟量多。

(5)定期进行口腔检查,发现龋齿,及时治疗。

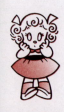

115.儿童尿频是病吗

　　有的儿童除尿频外,还有尿急、尿痛甚至发热等症状,主要是由尿路感染引起的,只要做尿液常规检查就能确诊。但有些儿童无原因的小便次数多,但尿量却很少,往往是1小时小便五六次,经常发生在白天,尿常规检查正常,医学上称为"神经性尿频"。这种尿频为小儿时期的常见病,大多与精神因素有关,如精神紧张等。因为小儿大脑发育不完善,调节控制尿意的能力弱,作为家长来说,对于小儿的尿频不能粗鲁地训斥,应该积极寻找引起尿频的原因,让孩子精神放松,参与户外活动,与其他小孩一起进行有益的游戏,转移孩子的注意力,这样能减轻小孩的尿频症状。但有些小孩白天的尿频症状可持续很长时间,影响了小孩的学习与生活,产生自卑感,对身心健康很不利,这就要及时去医院进行治疗。

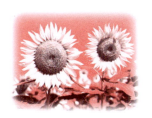

第六部分　疾病防治篇

第七部分　意外事故防治篇

116.如何预防意外事故的发生

随着小孩慢慢地长大,活动范围也日渐扩大,但如果不注意安全,很容易导致意外事故的发生。作为家长来说,应从以下方面加以防范。

室内地面装潢最好采用地板,家具边角以圆角为好;户外活动场所应平整、宽敞,远离马路、河塘等;小儿睡床应有床栏,电灯开关和插座应有保护装置;热水瓶、热汤、火柴、打火机、剪刀等应放在小儿取不到的地方;不给小儿玩体积小、尖锐或有毒性的物质,如纽扣、图钉、棋子等,以免塞入耳鼻,放入口中,造成伤害;在小儿哭、笑、跑的时候不要给吃东西,在吃花生米、瓜子等小食品时要注意,以免误入气管;家里的药品,特别是外用药,家长一定要保管好,以免小儿误食引起中毒;日常中常用的灭蚊、灭鼠药颜色红红绿绿,很吸引小孩,家长要注意避免小孩误食。家长一定要照顾好小儿,做到放手不放眼、放眼不放心,给小儿创造一个健康、安全的生活环境。

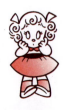

117.对小创伤如何进行应急处理

小创伤在小儿的日常生活中很常见。对于简单的创伤,一般可以先自行处理,如擦伤、挫伤、刺伤、裂伤等,首先检查伤口,彻底冲洗干净。对于擦伤和挫伤,轻者一般涂红药水,重者需清创包扎。切割伤,如创口干净,出血不多,可消毒后涂红药水或用创可贴,一般能自愈。若伤口较大、较深,出血不止,应及时送医院治疗。对于刺伤、创口虽小,但创底较深,污物不易清除,局部消毒后还应同时注射抗生素及破伤风类药物。对于头部的血肿,早期应冷敷,48小时后改用热敷,一般血肿可消失,但较大的血肿应去医院无菌穿刺抽吸。有些创伤比较复杂,除局部创伤外,还伴有其他脏器的损伤,这种创伤,在送医院的途中,应注意尽量减少体位及肢体的搬动,对于创面要用干净的布包裹,以防污染,但不能裹得太紧,以免影响局部供血。对离体的手指、脚趾、牙齿用干净布包裹,妥善保管,一起带到医院,以便医生再植。

118.小儿骨折应如何进行应急处理

骨折好发于学龄前儿童,以腿骨、臂骨和锁骨为常见骨折部位。一般分闭合性骨折和开放性骨折。小骨折症状很轻,不易察觉,极易造成拉伤或扭伤。严重骨折时患肢剧烈疼痛,活动受限,压痛明显,可出现肿胀,甚至肢体变形。对闭合性骨折,先将骨折处固定,以免骨折断裂端损伤周围神经、血管。固定的材料可就地取材,选择适合小儿的棍子、雨伞等用来临时固定骨折处。骨折时,由于局部有内出血不断肿胀,所以不应固定过紧,不然会压迫血管引起淤血。对开放性骨折应消毒并将伤口加压包扎。如是上肢骨折,可由成人抱着;如为下肢骨折,切忌屈曲状抱或抬起,应将伤者放在担架或木板上搬动,送医院进一步处理。

119.小儿手臂关节脱臼应如何应急处理

小儿关节活动范围较大,但韧带松弛、牵拉负重后易引起关节脱位, 以手臂桡骨半脱位多见。脱位后局部疼痛,有典型的关节变形,外观与健侧不对称,如处理不当,可导致习惯性脱位及关节部骨折等并发症。对脱位的关节用三角巾适当固定后,马上带小儿去医院进行复位术。一般需在麻醉下复位,因而受伤后禁食,以免麻醉时引起呕吐。复位后最好用三角巾吊起托住 2~3 天,以暂时限制孩子的手臂运动。如肩关节前脱位及关节复位后再脱位,还应在屈肘位用三角巾悬吊 3 周后, 再进行肩部及屈肘活动。桡骨头半脱位复位后不需要固定,但很易复发,到8~9 岁后多自行痊愈。在手臂的关节脱臼复位后,在 1 个月以内尽量不去拉小孩的手臂,以免再次脱臼。

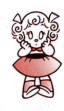

120.小儿鼻出血怎样应急处理

　　小儿鼻出血以鼻外伤最常见；全身性原因见于血小板减少或血友病、再生障碍性贫血、白血病、维生素K缺乏或因发高热引起，出鼻血多数是突然发生，鼻腔的任何部位都可出血，常见部位为鼻中隔前下方。发生了鼻出血，家长不必惊恐万分，应立即将小儿抱起取半卧位，再用一块比鼻孔大一点的棉球塞住出血的鼻孔，同时压迫出血侧的鼻翼约5~10分钟，并用冷毛巾敷在头颈部、鼻根部，一般大多数能止住血。若仍出血不止，可用棉花蘸少量1%麻黄素或0.05%肾上腺素，填入出血的鼻腔(经常鼻出血的小儿家里要备用1%麻黄素或0.05%肾上腺素)，查明原因对症处理。平时多吃清淡食物，忌油炸辛辣食物；用中药白茅根煎汤饮服可凉血止血。

121.小儿气管异物的预防及应急处理

　　气管异物多见于学龄前期儿童，此期儿童口腔控制能力差，咽反射及喉头保护性咳嗽反射尚未健全。当哭、笑、惊恐时饮食以及玩具含入口中，易将异物吸入气管，出现剧烈咳嗽，异物若嵌于声门部，会立即出现青紫或窒息，有生命危险。家长首先仔细检查患儿的口腔和咽喉部，如在可视范围内发现有异物，立即取出；若此处理无效，应采取拍背法，家长取坐位，将患儿背朝上平放在两腿上,头低脚高,用手掌在肩胛骨间急拍5下,另一手使患儿开口,有时异物可被咳出。另一种急救办法是推腹法:推挤腹部,边按边向胸部方向移动,以增加胸腔压力,如此推压5~10次,有时亦可使异物咳出。但无论以上哪种方法,都应检查口腔有否异物,如异物没咳出,急救的方法可反复进行,直到救护车急救医生赶到或患儿恢复呼吸为止。

预防:家长平时要教育孩子不要把纽扣、小玩具、弹子等细小物品放含在口中,更不能让5岁以下小儿吃整粒的瓜子和花生仁,不要在小孩吃食物时与其打闹、玩耍,不要让小儿含着东西到处跑、跳,尤其发现小孩口含异物时,不可强行挖取,因小孩有逆反心理,你越挖,他越咬得紧,应该诱导孩子自己吐出。给婴幼儿喂药,不可捏其鼻子强灌等,否则很易造成异物呛入气管。

122.小儿烧烫伤的预防及应急处理

首先是预防为主。因小孩缺乏生活经历,对一切事物充满了好奇与新鲜,什么都想摸一摸、玩一玩,因而很容易发生烧烫伤。作为家长,应教育小儿远离开水、火焰、热汤、蒸汽等处。开水瓶、热汤应摆放在小儿够不着的地方,打火机、火柴等易燃品,应藏隐蔽处。

如小儿不慎烧烫伤:首先应了解烧烫伤的原因,然后进行针对处理,但烧烫伤的急救处理方式基本上都相同,首先就是用大量的冷水冲洗灼伤部位。如是火伤,应迅速

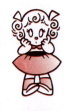

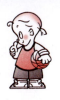

将小儿抱离火场,或用地毯、棉被包裹小儿隔绝空气而灭火;如是热液烫伤应立即脱去或剪去其部分衣裤,粘着皮肤的衣裤切忌强行撕拉,灼伤部位用自来水冲10分钟,对伤面较小不超过5%的Ⅰ度烧烫伤一般不需要特殊处理,局部清洁后可涂烫伤膏。如有疼痛可用5%酒精湿敷。如局部出现小水泡不应挑破,以免感染;对较大的水泡,可用消毒的针将底部挑破,让其中的渗出液流出,仍保留表皮,然后用消毒纱布包扎,2~4天换一次,直到痊愈。对Ⅱ度以上中重度烧烫伤,用清洁的被单保护创面,及时送医院处理。

123.小儿蜂蜇伤的预防及应急处理

家长应教育小儿,不要去捅马蜂窝,不要追逐、抓玩飞舞的蜂。一旦不慎被蜂蜇伤,切忌用手乱捏被刺处,应立即拔除蜂刺,否则会使蜇刺内更多的毒液进入人体。小儿被蜂蜇伤后,局部红肿热痛,此时禁止热敷及按揉。应在受伤部位涂上肥皂水,可消肿止痛(因蜂毒呈酸性,肥皂水属碱性,可中和减弱毒性),被蜇处放上冰袋以缓解红肿热痛,伤口周围可用蛇药外敷。个别严重者可并发荨麻疹、惊厥、过敏性休克等。被蜇处如接近颈、喉处,可引起喉头水肿、气喘、呼吸困难,应立即送医院急救。

124.小儿溺水的预防及应急处理

溺水是指小儿失足落入水中，如家长不疏忽大意，是完全可以避免的。小儿应在远离水边的地方玩耍。在大人的带领下学游泳、戏水，并且要在浅水池里，以防不测。

如小儿不慎溺水，应以最快的速度恢复小儿呼吸道的畅通，立即撬开口腔，清除口鼻中的淤泥、烂草等，将舌头拉出口腔。如有心跳、呼吸者可先将患儿腹部置于急救者肩部，头部下垂，快步奔跑，使气管及胃内的积水倒出，动作要迅速。对心跳、呼吸已停止者，应进行心肺复苏术，采用口对口人工呼吸。若患儿牙关紧闭，亦可采取口对鼻吹气法，与此同时进行胸外心脏按压术，要分秒必争。心肺复苏术要一直坚持做到抢救人员到达或直至自然呼吸完全恢复后方可停止。在转院途中应密切观察病情的变化，加强护理，并注意保温。

125.如何防治小儿眼外伤

眼睛是心灵的"窗户"，对学习、生活是非常重要的，父母对小儿应经常进行教育，不让小儿玩尖锐的带角的器具，不买带有弹弓之类的玩具，不要在小儿身边放鞭炮，织毛衣时尽量远离小儿。一旦不慎发生眼刺伤，千万不要睁眼睛，用干净的布覆盖伤眼，急送医院。如是被木棒、硬物击伤引起眼睑局部瘀血发青时，立即用干净、冷

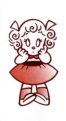

湿毛巾敷。如遇到熟石灰、氨水等溅入眼里,立即用清水冲洗,生石灰用菜油冲洗,将上、下眼皮轻轻翻起反复冲洗10分钟,初步处理后急送医院。如发生鞭炮伤,切勿揉眼、压迫眼睛,用干净纱布敷盖伤眼后,立即送医院急诊处理。

126.小儿触电的预防与处理

家长要教育小儿不玩带电的电器,不用手指玩插座,同时电插座都要安装保护装置。雷雨天气,不要在空旷的大地上行走,不要在树下躲雨,尽量避免外出。如一旦触电,应迅速关闭电源,或用干燥的木棍、干布等不导电物体,将触电者脱离电源,避免直接用手拖拉,以免急救者自身触电。

对呼吸、心跳停止者,应立即进行人工呼吸和胸外心脏按压,针刺人中、内关等穴位,不可轻易放弃抢救,直到急救医生赶到继续抢救,同时保持电击部位的伤口清洁。

(程丽娜)

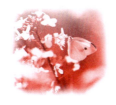

第七部分　意外事故防治篇

附 表

附表一 正常小儿体格发育衡量标准

九市城区 7 岁以下正常儿童体格发育衡量均值

年龄组	体重(千克)		身高(厘米)		坐高(厘米)		胸围(厘米)		头围(厘米)		臂围(厘米)	
	男	女	男	女	男	女	男	女	男	女	男	女
初生	3.21	3.12	50.2	49.6	33.5	33.1	32.3	32.2	33.9	33.5	10.5	10.5
1月~	4.96	4.96	56.5	55.6	37.5	36.7	37.3	36.5	37.8	37.1	12.1	11.8
2月~	6.02	5.54	60.1	58.8	39.7	38.7	39.8	38.7	39.6	38.6	13.3	12.9
3月~	6.74	6.22	62.4	61.1	41.0	40.0	41.2	40.1	40.8	39.8	13.9	13.5
4月~	7.36	6.78	64.5	63.1	42.1	41.1	42.3	41.1	42.0	40.9	14.3	13.8
5月~	7.79	7.24	66.3	64.8	41.9	43.0	41.9	42.8	41.8	14.8	14.4	13.9
6月~	8.39	7.78	68.6	67.0	44.1	43.0	43.9	42.9	43.9	42.8	14.4	14.2
8月~	9.00	8.36	71.3	69.7	45.5	44.4	44.9	43.7	45.0	43.8	14.7	14.2
10月~	9.44	8.80	73.8	72.3	46.7	45.6	45.6	44.4	45.7	44.5	14.7	14.3
12月~	9.87	9.24	76.5	75.1	47.9	46.9	46.2	45.1	46.3	45.2	14.7	14.3
15月~	10.38	9.78	79.2	77.9	49.3	48.3	47.1	45.9	46.8	45.8	14.7	14.5
18月~	10.88	10.33	81.6	80.4	50.4	49.6	47.8	46.7	47.4	46.2	14.9	14.6
21月~	11.42	10.87	84.4	83.1	51.7	50.8	48.4	47.3	47.8	46.7	14.9	14.7
2.0岁~	12.24	11.66	87.9	86.6	53.3	52.4	49.4	48.2	48.2	47.2	15.2	15.0
2.5岁~	13.13	12.55	91.7	90.3	54.8	53.9	50.2	49.1	48.8	47.7	15.4	15.2
3.0岁~	13.95	13.44	95.1	94.2	55.9	55.2	50.9	49.8	49.1	48.1	15.5	15.4
3.5岁~	14.75	14.26	98.5	97.3	57.2	56.3	51.7	50.6	49.6	48.5	15.5	15.5
4.0岁~	15.61	15.21	102.1	101.2	58.7	58.0	52.3	51.2	49.8	48.9	15.6	15.6
4.5岁~	16.49	16.12	105.3	104.5	60.0	59.4	53.0	52.0	50.1	49.2	15.7	15.8
5.0岁~	17.39	16.79	108.6	107.6	61.5	60.6	53.8	52.4	50.4	49.4	15.7	15.8
5.5岁~	18.30	17.72	111.6	110.8	62.7	62.1	51.6	53.2	50.6	49.6	15.9	15.8
6~7岁	19.81	19.08	116.2	115.1	64.7	64.0	55.8	54.1	50.9	50.0	16.2	16.0

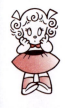

附表二 儿童少年身高预测表

(单位:厘米)

年龄(岁)	男		女	
	A	B	A	B
2.5	86.90	1.02	99.75	0.75
3.5	76.76	1.02	86.71	0.81
4.5	76.00	0.97	73.04	0.88
5.5	75.44	0.91	52.22	1.01
6.5	73.09	0.88	50.09	0.97
7.5	71.85	0.85	51.68	0.91
8.5	70.90	0.82	54.57	0.85
9.5	71.86	0.78	68.66	0.71
10.5	71.87	0.75	90.89	0.52
11.5	75.38	0.70	87.94	0.52
12.5	98.97	0.52	77.08	0.57
13.5	111.68	0.42	37.08	0.80
14.5	100.38	0.47	12.40	0.94
15.5	68.02	0.64	6.57	0.97
16.5	34.11	0.82	4.39	0.98
17.5	15.85	0.92	2.15	0.90
18.5	6.13	0.97	1.71	0.99
19.5	2.00	0.99	0.00	1.00
20.5	2.00	0.99	0.00	1.00

附
表

Hm=A+（B×C）

式中的 Hm 为儿童成年时身高（厘米），A 为常数
（厘米），B 为相应系数（见上表），C 为当时年龄时身高（厘米）。

举例：某男童 2.5 岁时身高（C）为 100 厘米，查表得相应 A、B 各为 86.90 厘米和 1.02 厘米，则成年时身高为：
Hm=86.90+（1.02×100）=188.9 厘米。

（程丽娜）

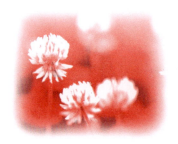

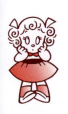

图书在版编目（CIP）数据

儿童保健小手册/陈晓音主编. —杭州：浙江大学出版社，2005.4（2012.5重印）

（社区卫生服务健康教育系列丛书）

ISBN 978-7-308-04189-8

Ⅰ.儿⋯　Ⅱ.陈⋯　Ⅲ.儿童－保健－手册　Ⅳ.R179－62

中国版本图书馆 CIP 数据核字（2005）第 033186 号

儿童保健小手册（第二版）

陈晓音　主编

责任编辑	严少洁
封面、版式设计	刘依群
出版发行	浙江大学出版社
	（杭州市天目山路148号　邮政编码310007）
	（网址：http://www.zjupress.com）
排　　版	杭州中大图文设计有限公司
印　　刷	杭州杭新印务有限公司
开　　本	787mm×1092mm　1/32
印　　张	4
字　　数	80 千
版 印 次	2012 年 5 月第 2 版　2012 年 5 月第 3 次印刷
书　　号	ISBN 978-7-308-04189-8
定　　价	15.00 元